CONFÉRENCES

SUR

L'HYGIÈNE

Par F. OMOUTON,

Docteur en Médecine,
Membre du Conseil d'Hygiène et de Salubrité publique
de l'arrondissement d'Yvetot,
Officier d'Académie.

DIEPPE

IMPRIMERIE PAUL LEPRÊTRE ET Cⁱᵉ,

133, Grande-Rue, 133.

—

1879.

CONFÉRENCES SUR L'HYGIÈNE

CONFÉRENCES

SUR

L'HYGIÈNE

Par F. OMOUTON,

Docteur en Médecine,
Membre du Conseil d'Hygiène et de Salubrité publique
de l'arrondissement d'Yvetot,
Officier d'Académie.

DIEPPE

IMPRIMERIE PAUL LEPRÊTRE ET Cᵉ,

133, Grande-Rue, 133.

PRÉFACE

L'hygiène a pour objet la conservation de la santé. Tout le monde a donc intérêt à connaître cette science. On l'enseigne aujourd'hui dans les collèges et les écoles normales.

Les préceptes de l'hygiène, exposés simplement et avec méthode, peuvent être mis aussi sous les yeux des élèves des écoles primaires.

Depuis plusieurs années, nous faisons des conférences à l'école communale et dans l'établissement des Frères des écoles chrétiennes d'Yvetot. Les élèves les plus âgés en ont retiré quelque fruit, ainsi que l'attestent leurs compositions, qui nous ont été remises tous les mois.

Le travail satisfaisant des élèves et l'appui bienveillant de l'administration supérieure et de plusieurs personnes recommandables nous engagent à publier ces conférences.

Puisse notre désir d'être utile se réaliser !

CONFÉRENCES

SUR

L'HYGIÈNE

L'AIR RESPIRÉ.

Nos organes puisent dans le sang des matériaux de nutrition. Ce sont les aliments, comme on le sait, qui fournissent le sang. La vie s'éteindrait en très-peu de temps si ce liquide, qui est noir lorsqu'il pénètre dans les poumons, n'y devenait rouge immédiatement, c'est-à-dire vivifiant ; changement vital qui s'opère par la respiration, conséquemment par l'air. L'air est un aliment respiratoire.

Il contient 21 parties d'oxygène et 79 d'azote.

La respiration le convertit en acide carbonique et en vapeur d'eau qui s'échappent en grande quantité de la poitrine et vicient l'atmosphère.

Au point de vue de l'hygiène l'étude de l'air est donc très-importante.

L'acide carbonique, respiré en grande quantité, peut déterminer une asphyxie promptement mortelle.

Si l'on met un lapin, par exemple, dans une boîte que l'on tient très-hermétiquement fermée, il ne tarde pas à périr. On trouve dans la boîte un mélange d'air et d'acide carbonique.

La respiration n'altère pas l'air ambiant, parce que les végétaux ont la propriété de décomposer l'acide carbonique et rétablissent sans cesse l'équilibre.

Nous respirons treize ou quatorze fois par minute, c'est à peu près vingt mille inspirations par vingt-quatre heures et dix mille litres d'air ; nous brûlons beaucoup de charbon et produisons beaucoup d'acide carbonique.

L'air deviendrait promptement mal sain, si l'on n'avait pas soin de le renouveler à temps.

Ce n'est pas seulement de l'acide carbonique qui s'exhale de la poitrine, c'est aussi de l'eau, comme nous le disions tout à l'heure ; c'est facile à constater.

Si l'on reste quelque temps dans un appartement chaud, l'air extérieur étant froid, on voit de l'eau se former sur les vitres. Malheureusement, elle contient des microzoaires, des vibrions qui rendent dangereux l'air confiné. Dans les camps, dans les casernes, partout où existe une grande agglomération d'individus, elle peut occasionner des fièvres de très-mauvaise nature, parce que les animalcules jouent le rôle de ferment et développent des maladies putrides.

L'absorption des matières miasmatiques s'opère aussi par la peau et les voies digestives, et elles sont transportées dans tous les organes par l'intermédiaire des vaisseaux lymphatiques et des vaisseaux sanguins.

C'est aussi au milieu de l'air confiné que prend souvent naissance une des maladies qui font le plus de victimes, la phthisie tuberculeuse (*pulmonie*). Plusieurs médecins attachés aux armées ont publié des observations qui confirment cette remarque. Nombre de militaires, disent-ils, succombent chaque année aux tubercules de la poitrine; mais cette maladie devient moins fréquente si l'on amoindrit les inconvénients de l'encombrement. On en a fait l'expérience en Angleterre. Grâce à des casernes relativement spacieuses, eu égard au nombre des soldats, on a obtenu un résultat assez satisfaisant.

Beaucoup de familles, dans les grandes villes, habitent des maisons trop petites où l'air est continuellement vicié ; la scrofule et les tubercules s'y montrent souvent. Quelle est la maladie chronique qui cause le plus de décès à Paris ? la phthisie tuberculeuse, ainsi que l'attestent les bulletins nécrologiques. Triste et déplorable effet d'une atmosphère qui appauvrit le sang, jette le trouble dans toute l'économie et semble exercer une action spéciale sur l'appareil respiratoire !

Un médecin assez célèbre, Pringle, a caractérisé ainsi l'action nuisible de l'air vicié : « Il fait périr plus d'individus que le glaive. »

Le philosophe de Genève, de son côté, a dit : « L'haleine de l'homme est mortelle à l'homme. »

Les effets de l'air pur offrent un contraste bien frappant. Les individus qui travaillent en plein air sont, en général, robustes et bien portants. Il est vrai que ce précieux avantage ne peut pas être attribué exclusivement à la pureté de ce gaz ; il faut faire aussi la part du travail qui exerce une heureuse influence sur toutes les fonctions.

Nous ne pouvons nous occuper de l'air sans dire un mot des classes.

Il est bien rare que l'atmosphère d'une classe ne laisse pas quelque chose à désirer. En hiver principalement elle renferme de l'acide carbonique et de la vapeur d'eau. L'éclairage d'ailleurs absorbe une quantité considérable d'air, et les produits de la combustion se répandent au milieu des élèves. Voici quelques chiffres fournis par des médecins qui se sont occupés spécialement de l'hygiène scolaire : un kilogramme d'huile de colza bien épurée exige 11,000 litres d'air ; le même poids d'hydrogène, 13,620.

A la vérité, il s'établit un courant d'air par les portes et les fenêtres, mais il est bien insuffisant : une forte ventilation est donc nécessaire. A défaut d'autre moyen, on peut pratiquer une ou plusieurs ouvertures à la partie supérieure de la classe (croisée mobile, par exemple).

A l'appui de ce que nous avons dit relativement à l'air pur ou vicié, entre un grand nombre d'observations que nous pourrions citer, nous en choisissons une qui est bien remarquable.

Un jeune homme de vingt ans, qui avait toujours habité la campagne et joui d'une excellente santé, voulut embrasser une carrière industrielle. Il se plaça chez un commerçant d'une grande ville. Confiné toute la semaine dans un magasin étroit et mal éclairé, obligé de coucher dans une chambre très-petite, il subit promptement l'influence de ces déplorables conditions. Après sept ou huit mois, à la couleur fraîche et vermeille de sa figure succéda une grande pâleur, et puis il éprouva des palpitations de cœur, de la gêne à respirer et une grande faiblesse, troubles qui ne caractérisaient rien autre chose encore aux yeux de son médecin qu'un appauvrissement du sang, une sorte de misère physiologique, mais qui auraient été suivis infailliblement de quelque maladie très-grave si l'on n'y eut apporté remède à temps. Le médecin lui conseilla de se soustraire promptement à la cause du mal en se rendant à la campagne, au sein de sa famille.

En peu de mois l'air pur des champs, l'exercice et une bonne nourriture lui rendirent entièrement la santé.

Il n'est pas inutile de signaler plusieurs autres causes d'insalubrité de l'air, qui se trouve quelquefois vicié par des gaz de différente nature, des poussières, des miasmes.

Des marais et des houilles se dégage de l'hydrogène carboné, des substances animales de l'hydrogène phosphoré (feu follet qu'on voit quelquefois dans les cimetières ou les fosses où il y a des os); des matières végéto-animales de l'hydrogène sulfuré; des fosses d'aisances de l'hydrogène sulfuré combiné avec de l'ammoniaque; un sol bas et humide et les eaux stagnantes produisent beaucoup de miasmes. Ces différentes exhalaisons sont nuisibles en tout temps, encore plus lorsqu'il règne une épidémie dont elles favorisent la transmission et qu'elles rendent plus dangereuse en même temps.

Les travaux qui produisent diverses poussières déterminent une irritation de la poitrine.

Plusieurs substances, telles que le plomb, l'arsenic et le phosphore, sont dangereuses. Les établissements où l'on obtient des produits de cette nature sont insalubres et imposent une grande surveillance.

Que l'air soit vicié par de l'acide carbonique ou d'autres gaz, par des poussières ou des miasmes, il cesse d'être favorable à la respiration et cause tantôt des accidents légers tantôt des maladies plus ou moins graves, quelquefois un empoisonnement.

L'aération est indispensable. Le procédé le plus simple, le plus facile et le meilleur est d'ouvrir les fenêtres et de laisser pénétrer l'air et le soleil.

L'air doit être renouvelé souvent dans toutes les habitations, principalement dans celles qui sont étroites, puis dans les ateliers, les salles d'études, les dortoirs, les réfectoires, etc.

De l'air pur, de l'air pur !....

LA LUMIÈRE.

La lumière est un des agents les plus essentiels à la vie. Elle a pour source principale le soleil. Elle exerce une grande influence sur les végétaux et les animaux.

Les végétaux exposés continuellement à l'ombre s'étiolent et sont peu colorés. Ceux qui croissent dans une cave deviennent presque blancs ou blancs tout-à-fait. Si on les plaçait au soleil, on leur rendrait leur couleur naturelle.

Rien n'est plus nuisible à l'homme que la privation prolongée de la lumière. Elle amène l'appauvrissement du sang, la pâleur du visage, la bouffissure du corps, la scrofule et les tubercules pulmonaires ; ce à quoi sont très-exposées les personnes qui habitent des maisons obscures.

D'un autre côté, les rayons trop ardents du soleil déterminent des ophthalmies (*maladies des yeux*) et différentes irritations ou enflammations de la peau, qu'on désigne ordinairement par ces mots : *coup de sang*. D'autres fois ils occasionnent une congestion cérébrale dangereuse ou mortelle.

Les personnes qui travaillent au soleil doivent se couvrir la tête avec un chapeau à bords très-larges.

Le soleil a une action puissante sur la couleur de la peau dans les différentes régions. Cette couleur varie du blanc au noir foncé.

L'ÉLECTRICITÉ.

Les dangers de la foudre peuvent être conjurés, comme on le sait, par un paratonnerre, mais très-peu de maisons en sont munies.

Si l'on est surpris par un orage au milieu de la campagne, qu'on se garde bien de chercher un refuge sous un arbre ; plus il est haut plus il y a de danger.

Le tonnerre tombe plus souvent sur les points élevés que dans les lieux bas.

La vapeur d'eau qui s'élève des animaux (*elle est très-abondante lorsqu'ils sont agglomérées*), des meules de foin ou de blé, le son des cloches, les métaux, les fils métalliques et la suie attirent l'électricité.

LA CHALEUR ET LE FROID.

La chaleur doit être examinée sous deux points de vue, chaleur animale, chaleur cosmique ou extérieure.

Chez les animaux supérieurs la chaleur n'est pas également répartie dans toutes les régions du corps. Les organes externes et les organes internes ont une température différente.

Chez l'homme, dans les climats tempérés, elle est dans le creux de l'aisselle de 37 à 38 degrés.

Trois causes principales contribuent puissamment à augmenter ou à diminuer la chaleur animale, la température extérieure, l'alimentation, le fonctionnement des organes. Dans un milieu froid, ainsi qu'on l'a constaté par de nombreuses expériences, les animaux absorbent plus d'oxygène, et par conséquent brûlent plus de carbone et d'hydrogène en hiver qu'en été ; excellent moyen de réaction contre le froid.

Les substances grasses, telles que les huiles, les graisses, développent plus de chaleur que les aliments sucrés ou amylacés, parce qu'elles contiennent plus de carbone et d'hydrogène.

Tous les organes, quelle que soit leur constitution anatomique, produisent du calorique lorsqu'ils fonctionnent. L'exercice musculaire et le mouvement sont une cause de chaleur, l'immobilité de refroidissement.

Par contre, l'évaporation de l'eau (le sang contient beaucoup d'eau) à la surface des poumons et de la peau diminue notablement la chaleur du corps.

L'air aspiré en vingt-quatre heures ne renferme que 50 à 60 grammes de vapeur d'eau, tandis que l'air respiré en fournit, en moyenne, de 300 à 400 grammes ; ce qui enlève à l'économie une quantité considérable de calorique. C'est surtout par l'évaporation de la sueur que se manifeste le rafraîchissement le plus utile.

On a reconnu que c'est bien cette évaporation qui permet à l'homme d'opposer une forte résistance à une température excessivement chaude.

La dissémination de la chaleur à la surface du globe exerce une action considérable sur la production et l'évolution des phénomènes météorologiques ; de là une grande différence dans les climats.

Les climats torrides comprennent plus du tiers de la surface de la terre. Une chaleur excessive et une grande humidité y occasionnent rapidement la décomposition des matières végétales et animales, qui laissent échapper une quantité prodigieuse de gaz et de miasmes infectieux.

Dans ces régions règne un été perpétuel. La différence entre les deux saisons extrêmes ne dépasse pas six à huit degrés. C'est la patrie de la peste, du choléra et de la fièvre jaune. Les maladies du foie, de l'estomac et des instestins s'y produisent et se développent avec une grande intensité et sont extrêmement dangereuses. C'est un ciel bien inclément pour les Européens. Du reste, il y a peu d'indigènes qui obtiennent le bénéfice de la longévité.

La température des climats chauds n'a pas tout-à-fait la même constance et la même uniformité. Les saisons commencent à s'y dessiner ; mais la chaleur est assez forte pour produire les mêmes maladies que celles qui règnent dans les régions torrides, avec un peu moins d'intensité toutefois.

La zòne tempérée est sans contredit la plus favorable à la santé, bien que les maladies y soient très-variées. Elle est habitée par plus du quart de la famille humaine. Elle comprend l'Europe, une partie de l'Asie et de l'Amérique.

Dans les régions polaires qui, en raison de leur situation géographique, ne reçoivent que très-obliquement les rayons du soleil, le froid est extrêmement rigoureux et de longue durée. On y rencontre des montagnes de glace qui forment un obstacle insurmontable aux recherches des navigateurs hardis et courageux qui, dans l'espoir de découvrir de nouvelles mers et de nouvelles terres, affrontent les plus grands périls. Quelques explorateurs ont été ensevelis dans les glaces. L'air y est très-pur, mais meurtrier.

La grande différence des climats exerce une action puissante sur l'organisme et sur la santé.

La chaleur diminue l'appétit et rend la digestion languissante, augmente singulièrement la sécrétion du foie (bile), rend l'urine peu abondante, la transpiration considérable, la circulation active, facile et prompte l'absorbation des miasmes, développe sensiblement le tempérament bilieux et nerveux ; ce qui impose une grande sobriété.

Ce sont des phénomènes contraires qui naissent sous l'influence du froid : le tube digestif acquiert une grande activité, la sécrétion du foie n'est pas très-considérable, la peau secrète peu, le rein beaucoup, la respiration se fait avec plus d'ampleur ; on brûle plus de charbon : on fait plus de feu.

La nourriture étant plus abondante les appareils où se forment le sang prennent de l'acroissement et présentent une certaine activité. Les maladies inflammatoires, surtout de la poitrine, se produisent facilement et souvent.

Que la chaleur et le froid résultent de la différence des climats, des différentes saisons ou d'un changement brusque de la température, on ne saurait apporter trop de soin à se préserver des inconvénients ou des dangers qui en résultent habituellement. Pour les éviter plus facilement, il faut tenir compte de l'alimentation, de l'exercice musculaire (muscles), de la respiration pulmonaire (poumons) et cutanée (peau).

On doit produire le moins de chaleur possible dans les climats chauds. On y parvient en se nourrissant presque exclusivement de légumes, de fruits, de substances féculentes. Cependant, comme la chaleur détermine une transpiration abondante, qui devient une cause d'affaiblissement, l'usage de quelques boissons alcooliques étendues dans une forte quantité d'eau est utile. Plus utile encore est le café pris modérément ; il réunit le double avantage d'être tonique et d'amoindrir les sueurs.

Pour résister plus facilement au froid, il est nécessaire de prendre des aliments riches en graisse et très-azotés, tels que le bœuf, le mouton, le poisson, etc. On supporte mieux aussi le froid en usant avec sobriété des boissons alcooliques et du café.

L'exercice musculaire et les mouvements multipliés diminuent le danger d'un froid excessif.

Un naturaliste, Balmard, faisant l'ascension du mont Blanc, fut surpris par la nuit, à quatre mille mètres de hauteur. Il se garda bien de s'asseoir et de se livrer à un sommeil trompeur. Toute la nuit il se promena de long en large sur la neige. Grâce à cet excellent moyen hygiénique, il échappa au plus grand danger.

L'air froid et sec détermine fréquemment des congestions pulmonaires en enlevant une grande quantité d'eau au sang. Aussi les personnes qui ont la poitrine irritable doivent tamiser cet air à travers les mailles d'un cache-nez en laine.

L'air froid, sec ou humide, est nuisible aux jeunes enfants et aux vieillards, surtout s'ils passent tout-à-coup d'un milieu chaud dans un milieu froid. Ils réagissent moins bien contre une température basse que les adultes, non-seulement parce que l'organisme n'est pas suffisamment développé chez les uns, affaibli chez les autres, mais aussi parce qu'ils brûlent moins de charbon *(carbone)* et produisent conséquemment moins de chaleur.

Voici un fait bien regrettable :

Il y a cinq ans, au mois de février, par un temps assez beau, mais froid, nous rencontrâmes une servante conduisant une petite voiture dans laquelle était assis un enfant de 18 à 20 mois. Il était légèrement vêtu. L'air froid, dans ces conditions, lui enlevait beaucoup de chaleur sans qu'il pût lui opposer de résistance. C'était à nos yeux une grande imprudence. Peu de jours après cet enfant n'existait plus.

Les adultes eux-mêmes n'échappent pas au danger de la transition brusque d'une atmosphère chaude à une température très-froide, témoin un bien triste épisode de la guerre de Russie.

L'hiver de 1812 à 1813 fut excessivement rigoureux. Au moment où l'armée française, décimée moins par le fer ennemi que par le ciel très-inclément de la Russie, opérait une retraite vers la Pologne, vingt-cinq mille jeunes militaires, réunis depuis peu de temps à Wilna, reçurent l'ordre intempestif d'aller à la remonte des faibles et fugitifs débris de la grande armée. Ayant quitté des casernes et des logements bien chauffés, ils subirent immédiatement l'influence délétère d'un froid de vingt-cinq degrés. Quelques jours après les chemins étaient jonchés des cadavres gelés de presque tous ces malheureux jeunes gens.

Néanmoins, il n'est pas sans exemple que des individus robustes, habitués à des travaux pénibles et aux intempéries, puissent supporter un froid excessif. L'expédition qui fut envoyée à la recherche de Franklin était composée de dix bâtiments et de huit cents hommes.

Plusieurs détachements passèrent des mois entiers sur la glace. Il n'y eut que six décès en trois années.

Les grandes gelées, même sans transition brusque du chaud au froid, peuvent occasionner promptement la mort. Le refroidissement rapide et considérable de la peau est suivi d'une constriction des petits vaisseaux qui se distribuent à cet organe; de proche en proche le froid se communique à d'autres vaisseaux situés plus profondément ; la circulation ne s'opère donc plus normalement. Alors commencent les phénomènes suivants : le visage devient pâle, la parole difficile; la vue s'affaiblit ou s'éteint; on tombe dans une sorte d'idiotisme ; et la mort vient terminer ces désordes de l'organisme.

Si le refroidissement est lent et continu, on observe un engourdissement considérable, un besoin irrésistible de sommeil. Malheur à qui s'endort dans cet état! C'est pour ne plus se réveiller. C'est ainsi que moururent des milliers de Français dans la retraite dont nous parlions il y a un instant.Les uns, engourdis par le froid et épuisés de fatigue tombaient sur une couche de neige épaisse. Les autres, réunis le soir autour de grands feux, refusaient de se lever le lendemain matin, bien qu'on voulût les forcer à partir. Beaucoup périssaient dans les flammes. Ce que le froid avait commencé, le feu l'achevait en se communiquant à leurs vêtements.

D'autres fois la congélation n'est que partielle; ce sont seulement les membres, les pieds surtout, qui sont atteints. Il faut éviter alors de s'approcher du feu ; une forte chaleur amène rapidement une décomposition des tissus et la gangrène. Ce qu'il y a de mieux à faire, c'est de plonger les membres dans de l'eau froide qui, elle, ayant une température de plusieurs degrés au-dessus du zéro, est relativement chaude. Elle communique un peu de chaleur à la peau et ranime légèrement la circulation.

En élevant progressivement et avec une grande prudence la température des corps qu'on met en contact avec les parties gelées, on obtient ordinairement un bon résultat.

VÊTEMENTS.

L'homme trouve une protection contre les variations des agents atmosphériques dans les vêtements et les habitations.

La laine, le chanvre, le lin, le coton, la soie servent à préparer les vêtements. La matière vestimentaire doit être considérée sous des points de vue différents.

Le corps, par cela même qu'il a une température ordinairement supérieure à celle de l'air ambiant, rayonne du calorique, de telle sorte qu'il ne tarderait pas à se refroidir d'une manière sensible, au grand préjudice de la santé, s'il n'était suffisamment protégé par les vêtements qui s'opposent, d'un côté à une perte plus ou moins considérable de la chaleur qui lui appartient, d'un autre côté à l'absorption des rayons solaires qui peut devenir très-nuisible.

La couleur des vêtements a une influence remarquable sur la perte ou l'absorption de la chaleur.

Il suffit, dit le professeur Coulier, de surajouter une étoffe de coton blanc, à mailles serrées, à un vêtement de drap bleu, par exemple, pour obtenir un abaissement de température de plusieurs degrés.

Avant que la science eût constaté cette propriété, l'expérience l'avait révélée aux habitants des pays chauds. Le manteau de laine blanche, dont s'enveloppent l'Arabe et le Catalan, les soustrait à l'échauffement des rayons brûlants du soleil.

Les tissus blancs jouissent aussi de la propriété de bien conserver la chaleur. Qu'on renferme dans deux boules de même métal recouvertes, l'une d'une étoffe blanche, l'autre d'une étoffe noire, de l'eau à une température de 50 degrés, par exemple, celle qui est enveloppée de noir se refroidit plus vite que l'autre; d'où l'on peut conclure que les vêtements blancs sont utiles dans toutes les saisons et dans tous les climats.

La forme des vêtements exige une grande attention. Trop serrés, ils nuisent à la santé. Effectivement combien de jeunes personnes, obéissant aveuglément aux caprices de la mode, ont payé de la santé, de l'existence quelquefois, la fatale habitude de se servir de vêtements qui compriment la base de la poitrine et la partie supérieure de l'abdomen *(ventre)*. Les mouvements de ces deux grandes cavités sont gênés; le jeu des organes importants qu'elles renferment se fait difficilement et incomplètement; de là des congestions sanguines, et par suite des maladies plus ou moins graves de la poitrine, du cœur, de l'estomac.

Il faut éviter aussi les cravates trop serrées, les chaussures trop étroites.

Par un temps chaud les vêtements larges sont utiles et agréables. Les mouvements du corps leur communiquent des ondulations et produisent une ventilation qui rafraîchit la peau et active l'évaporation de la sueur.

Par contre, durant l'hiver il est bon de porter des vêtements qui s'ajustent bien aux différentes formes du corps, (sans être trop serrés néanmoins), parcequ'ils affaiblissent l'action de l'air ambiant et préservent mieux du froid.

Les vêtements doivent être en rapport avec l'âge.

L'enfant au berceau produit peu de chaleur, privé qu'il est de mouvements actifs, d'aliments substantiels et de force suffisante pour réagir contre une atmosphère plus ou moins froide; ce qui impose l'obligation de bien le couvrir. Beaucoup de très-jeunes enfants périssent faute de cette sage et indispensable précaution.

A un âge plus avancé, sans négliger les moyens dictés par la prudence, on doit habituer l'enfant peu à peu aux vicissitudes de l'air. La raison en est bien simple. Alors il peut opposer une certaine résistance au froid, grâce à des mouvements rapides et nombreux, grâce aussi à une nourriture plus variée et plus azotée, c'est-à-dire plus forte.

Les vieillards qui ne portent pas en hiver de bons et chauds vêtements commettent une grande imprudence.

Ce qui est bien redoutable à toutes les périodes de la vie, c'est la suppression subite de la sueur. C'est une des causes les plus puissantes des maladies de la poitrine. Rien n'est mieux indiqué dans cette occurrence que la substitution immédiate d'un vêtement épais à un vêtement léger.

Il faut se bien couvrir également, même sans être en sueur, si la température baisse beaucoup en très-peu de temps, afin d'éviter plus facilement l'angine, la bronchite, la pleurésie, les douleurs rhumatismales.

Dans les départements voisins de la Méditerranée, où la chaleur, en été, est forte une partie de la journée et remplacée le soir par le mistral, on porte alternativement un seul, puis un double vêtement.

LOGEMENTS

L'hygiène prescrit le choix du sol et de l'exposition, un espace suffisant, la ventilation et la propreté.

Les terrains calcaires et sablonneux rendent faciles l'écoulement et l'infiltration des eaux, tandis que les terres argileuses, peu perméables, les retiennent longtemps, à moins que les maisons ne soient entourées d'égouts construits dans de bonnes conditions.

Autant que possible, on doit choisir un terrain un peu élevé, qui permette à l'air de se renouveler facilement et n'expose pas à l'infiltration des eaux d'un terrain supérieur, l'eau s'amassant toujours dans les points déclives. Si l'on peut y joindre un jardin et des arbres, il en résulte plusieurs avantages : l'air est plus abondant ; les arbres absorbent de l'acide carbonique et dégagent de l'oxygène pendant le jour ; ils forment une barrière contre les effluves marécageux et les poussières de toute nature contenues dans l'air, ils purifient l'air, en un mot ; enfin ils embellissent les logements.

Bâties sur un sol humide, les maisons deviennent

humides elles-mêmes. L'humidité monte de proche en proche dans le bois et dans les murs, comme l'huile dans la mèche d'une lampe. Pour assainir le rez-de-chaussée, une cave est indispensable.

Il faut à tout prix s'éloigner des terrains marécageux et d'alluvion; ils sont insalubres même pour les animaux.

Les anciens ne l'ignoraient pas. Lorsqu'ils voulaient choisir un emplacement pour bâtir, ils consultaient les entrailles des animaux. S'ils y découvraient quelque trace de maladie, ils en concluaient que le sol était malsain.

L'humidité fréquente étant une cause de maladies diverses, telles que rhumatismes, ophthalmies, laryngites, bronchites, etc., l'exposition d'un logement réclame une grande attention.

Dans notre département où les grandes chaleurs sont rares et où règne fréquemment le vent d'ouest, qui est pluvieux, comme on le sait, l'orientation du sud-est au nord-ouest est sans contredit la meilleure. Cette exposition offre l'avantage bien précieux de laisser pénétrer abondamment, plusieurs heures chaque jour, les rayons solaires. Air pur, lumière et sécheresse, telles sont les trois conditions qu'il faut s'attacher à obtenir.

Beaucoup de logements dans les grandes villes, surtout au rez-de-chaussée, sont malsains. Heureusement, les rues neuves sont lages et bien aérées. C'est un grand progrès.

Si, dans une maison, les papiers changent de teintes et se couvrent de taches, se décollent et tombent en lambeaux ; si les murs présentent des gouttes d'eau et des moisissures ; si les lambris pourrissent en peu de temps, on est évidemment en présence de conditions très-mauvaises, auxquelles il faut remédier le plus tôt et le mieux possible.

C'est manquer aux règles de l'hygiène que d'habiter trop tôt une maison nouvellement construite. En général, quatre ou cinq mois doivent s'écouler avant de l'emménager. De vastes courants d'air en été, un bon feu en hiver, sont d'excellents moyens d'assainissement.

Plus d'une fois on a signalé des accidents graves occasionnés par des papiers de tenture colorés. Ceux dont se détache de la poussière doivent inspirer des craintes.

VENTILATION

Ainsi que nous l'avons dit, l'acide carbonique produit par la respiration n'a aucune influence sur l'homme ni sur les animaux en plein air ; mais dans les logements, l'air peut se trouver assez vicié pour nuire singulièrement à la santé. Une asphyxie promptement mortelle est même à craindre lorsqu'un nombre considérable de personnes sont réunies dans un milieu relativement très-petit avec l'impossibilité de renouveler l'air dans des proportions suffisantes.

EXEMPLE :

En 1756, cent quarante-six Anglais furent enfermés par ordre du gouverneur de la province du Bengale, dans un cachot de vingt pieds carrés. L'air n'y pénétrait que par deux petites fenêtres donnant sur une galerie étroite. Bientôt ces malheureux éprouvèrent une chaleur intolérable, une soif vive et de la suffocation. Ils se battirent entr'eux pour s'approcher des soupiraux. Les plus robustes seuls purent y parvenir. Au bout de huit heures, il n'y en avait plus que vingt-huit de vivants.

L'étendue de chaque pièce doit être proportionnée au nombre de personnes qui l'habitent, et l'air renouvelé aussi souvent que possible en ouvrant les portes et les fenêtres, le matin principalement.

Malheureusement, nombre de familles, privées des avantages que procure ordinairement la fortune ou une simple aisance, sont condamnées à vivre dans des logements très-exigus, particulièrement dans les grandes villes, où le prix élevé des loyers n'est pas en rapport avec leurs ressources. La ventilation devient encore plus nécessaire à ces familles.

Ce qu'elles ont le plus à craindre, c'est l'altération de l'atmosphère pendant la nuit : la respiration, le linge et les vêtements (qui ne sont pas toujours très-propres), quelquefois même des animaux domestiques, tout contribue à la vicier.

On peut remédier dans une certaine mesure à ces graves inconvénients en pratiquant une ouverture à la partie supérieure de la porte de la chambre, qui livre passage à de l'air de meilleure qualité. Laisser cette porte ouverte, lorsqu'on peut le faire sans craindre le froid, c'est encore mieux.

Dans les classes, où les élèves passent ordinairement six ou sept heures par jour, dans les établissements industriels, où beaucoup d'ouvriers restent encore plus de temps, la ventilation s'impose d'une manière rigoureuse. L'éclairage, qui y absorbe beaucoup d'air et donne lieu à un dégagement considérable de plusieurs gaz impropres à la respiration, ajoute à la nécessité de ce moyen hygiénique.

La propreté doit régner dans les logements. Il ne faut pas craindre d'user quelques brosses, quelques torchons et des balais. D'ailleurs, outre l'avantage de participer à la pureté de l'air, elle est véritablement une économie ; on conserve mieux ses vêtements et ses meubles.

Les eaux ménagères, les tuyaux de conduite, les égouts, les cabinets et les fosses d'aisances commandent une grande surveillance. Le chlorure de chaux et l'acide phénique sont des désinfectants dont on néglige trop souvent l'emploi.

Qu'on se garde bien de déposer autour des maisons des eaux chargées de matières végétales et animales ; elles se décomposent promptement et nuisent à la pureté de l'air. Il est bon d'en éloigner les immondices de toute nature.

En temps d'épidémie, eaux stagnantes et immondices contribuent à l'extension et à la gravité des maladies.

QUELQUES PRÉCAUTIONS A PRENDRE
PENDANT LES ÉPIDÉMIES.

Ne pas séjourner, ou rester le moins de temps possible au milieu du foyer de la maladie ; prendre une nourriture fortifiante sans irriter ni fatiguer l'estomac ; pas de fruits verts ; éviter le froid humide et l'excessive chaleur ; faire le plus d'exercice possible sans se fatiguer ; entretenir une grande propreté au-dedans et autour des habitations, où il ne faut laisser ni matières organiques en décomposition ou qui puissent se décomposer promptement, ni eaux stagnantes, ni fumiers ; éloigner les idées tristes et chasser la peur.

Un mot seulement sur une maladie qui se produit souvent, nous voulons dire la fièvre typhoïde.

C'est par les garde-robes et la malpropreté du linge qu'elle se transmet le plus souvent. De nombreuses observations établissent surabondamment que dans les maisons où l'on ne prend pas les plus grandes précautions pour éviter l'action des déjections a`vines, de la souillure du linge et de r vicié, la fièvre typhoïde se propage rapidement, à un, deux, trois individus, quelquefois à un plus grand nombre, tandis que dans les familles qui mettent en pratique ce que l'hygiène enseigne, elle rencontre des limites et n'atteint que très-peu de personnes, souvent même qu'une seule.

Que faut-il faire ?

Ajouter immédiatement à chaque selle un peu de chlorure de chaux ou d'acide phénique et l'enlever de suite, ne pas laisser un seul instant le linge sale dans la chambre des malades, le mettre dans de l'eau contenant un des deux désinfectants que nous venons de désigner ; le faire sécher en plein air ou dans une pièce bien aérée ; renouveler fréquemment l'atmosphère qui entoure le malade ; après la maladie, bien aérer les chambres.

PROPRETÉ DU CORPS.

Une matière grasse et un dépôt résultant de l'évaporation de la sueur s'amassent à la surface de la peau. On l'en débarasse facilement par les bains. Cependant comme tout le monde n'est pas à même d'en prendre, nous allons citer un moyen de propreté qui convient aux familles peu aisées comme à celles qui sont plus favorisées de la fortune, moyen, du reste, d'une facile application dans les pensions.

Une ablution sur tout le corps avec une éponge imbibée d'eau froide pendant deux ou trois minutes et une simple friction ensuite avec un morceau de linge sec offrent l'avantage : 1º de nettoyer suffisamment la peau ; 2º de l'habituer au froid ; 3º de communiquer de l'énergie aux muscles.

ALIMENTS.

SUBSTANCES VÉGÉTALES.

Les fruits entrent en grande quantité dans le régime habituel de l'homme.

Les raisins, les cerises, les pêches, les abricots, les poires, les pommes et les prunes sont d'un usage général.

On associe avec avantage ces fruits sucrés aux aliments plus substantiels, pourvu qu'ils soient assez mûrs.

Souvent les enfants en abusent ; ce qui leur cause de mauvaises digestions, de la diarrhée, de la faiblesse, et ajoute à leur prédisposition aux maladies vermineuses.

Durant les grandes chaleurs on résiste difficilement au désir de manger beaucoup de fruits. Cependant il est bon de s'en abstenir ou du moins d'en manger peu, cet état atmosphérique déterminant fréquemment des troubles dans les voies digestives, notamment la diarrhée et même le choléra, que les fruits ne peuvent qu'augmenter.

Parmi les végétaux qui produisent des fruits sucrés il y en a un bien précieux : le cocotier. On en obtient tout à la fois du sucre, du vin, de l'alcool, du lait, du beurre, des amandes, des cordes, des nattes et du bois. On le rencontre dans les régions maritimes de la zône torride.

Le sucre est le principe le plus généralement abondant des végétaux. La canne et la betterave en contiennent une quantité considérable.

Il entre dans la composition d'un grand nombre d'aliments dont il facilite la digestion.

La consommation en est très-grande.

Voici quelques chiffres fournis par la statistique :

10 kilog. »»	par tête annuellement	en Angleterre.
7	50	»	en Belgique.
7		»	en Hollande.
3	700	»	en France.
3	200	»	en Espagne.
3		»	en Suède.
2	50	»	en Portugal.
1	800	»	en Prusse.
0	900	»	en Autriche.
0	500	»	en Russie.

Le sucre est un aliment, sans aucun doute, mais il est insuffisant à l'entretien de la vie, comme la gomme, comme l'amidon.

On a nourri exclusivement des chiens avec ces substances. Ils sont morts en peu de temps.

On a poussé l'expérience plus loin : après avoir nourri avec les mêmes substances d'autres chiens, dès qu'on les vit très-affaiblis, on leur donna de la viande, du pain, du poisson ; ils revinrent à la santé.

Cette action tout opposée résulte de l'absence de l'azote dans les trois premières substances, de la présence de ce principe, au contraire, dans le pain, le poisson et la viande ; c'est-à-dire que les unes sont des aliments incomplets, les autres des aliments complets.

Nous ne dirons rien de la plupart des autres aliments tirés du règne végétal. Qu'il nous suffise de citer la pomme de terre et le froment.

La *pomme de terre* est d'une grande ressource On la cultive partout avec facilité.

Les meilleures variétés sont : les violettes rondes ou longues.

Elle figure avec honneur sur la table du pauvre comme du riche. Elle sert de nourriture aux jeunes enfants, aux adultes et aux vieillards ; elle est facile à digérer.

On l'assaisonne au gras, au maigre, au sucre. On en extrait une fécule avec laquelle on prépare des potages, des bouillies, des crêmes et de la pâtisserie.

Cuite avec une petite quantité de viande, la pomme de terre procure un bon repas.

On a essayé de faire du pain avec la fécule de ce végétal, mais le pain qu'elle donne est lourd, faute de gluten. Cependant, en cas de disette, un mélange de fécule avec de la farine de froment, dans une proportion à peu près égale, peut fournir du pain de qualité passable.

LE BLÉ.

Le froment fait la base de notre nourriture. Il tient le premier rang parmi les céréales. On le cultive partout avec succès, en Europe, en Afrique et en Amérique. Lorsque la récolte du blé est insuffisante dans un pays, c'est une calamité publique.

Heureusement que les peuples plus favorisés viennent promptement au secours des nécessiteux.

La composition du blé fait ressortir d'une manière sensible sa propriété nutritive.

Il renferme 1º de la fibrine, de l'albumine et de la caséine, principes azotés identiques à ceux du même nom qui existent dans la chair des animaux ; 2º de l'amidon, du sucre et de la matière grasse ; 3º du phosphate de chaux. C'est un aliment complet.

Néanmoins les personnes qui ne mangeraient que du pain ne conserveraient pas leur santé.

Du reste, un aliment, si complet qu'il soit, dont on fait usage d'une manière exclusive, amène l'amaigrissement et finit par causer la mort.

SUBSTANCES ANIMALES.

Les poissons tiennent le milieu entre les végétaux et les viandes. Ils sont en général d'une digestion facile et nourrissent assez bien.

L'homme trouve dans la chair des oiseaux et des mammifères l'alimentation la plus riche en principes réparateurs. La chair des oiseaux est blanche, rouge ou brune. Plus elle est colorée, plus elle contient d'osmazone, qui est une des substances les plus nutritives.

L'un des produits les plus substantiels des oiseaux, les œufs, fournissent une excellente alimentation. L'œuf est un des types des aliments complets : seul il suffit à la formation de tous nos tissus.

Les personnes délicates, celles qui sont en convalescence, se nourrissent d'œufs avec le plus grand avantage. Cet aliment précieux demande peu de travail à l'estomac et s'assimile parfaitement à l'organisme.

On met sans cesse à contribution la chair des ruminants. Le bœuf et le mouton tiennent le premier rang, viennent ensuite le veau et le porc.

Le porc est une des substances alimentaires dont on use le plus. Il contient un entozoaire, la trichine, qui, lorsqu'il est introduit dans l'estomac, y dépose des embryons, embryons qui percent les intestins et se répandent dans plusieurs organes, notamment dans la fibre musculaire. Il en résulte une maladie dangereuse désignée sous le nom de trichinose. La cuisson détruit ce parasite.

C'est en Allemagne qu'on a observé cette maladie particulièrement. On accuse aussi la viande de porc qui n'est pas assez cuite de produire le tænia.

On mange la viande crue, rôtie ou bouillie.

La viande crue, hachée et sucrée est facile à digérer et très-réparatrice. On l'emploie souvent avec succès contre la faiblesse de l'estomac et l'appauvrissement du sang.

Toutefois l'usage ne doit pas en être trop prolongé; il doit cesser avec les circonstances qui l'ont rendu nécessaire. La viande crue engendre le ver solitaire.

Le suc de la viande rôtie est excellent pourvu qu'elle n'ait pas subi trop longtemps l'action du feu.

La viande bouillie, la viande du pot au feu, n'est plus en quelque sorte que de la fibrine. Cependant c'est une bonne nourriture, parce que le bouillon contient tous les sucs du bœuf et sert au même repas.

Les mammifères produisent un aliment très-précieux et très-complet, le lait, qui est composé d'un corps gras (beurre), de caséine, d'albumine, de lactine (tous principes azotés) ; d'une matière sucrée (sucre de lait), de sels, principalement de phosphate de chaux. Le phosphate de chaux est indispensable à la formation des os.

C'est la nourriture des nouveau-nés, qui en font usage presque exclusivement jusqu'à l'âge d'un an. Tout ce que leur délicate organisation exige de principes assimilables, le lait le lui fournit abondamment. A tout âge c'est un très-bon aliment. Il n'irrite pas les voies digestives, ne leur impose aucune opération laborieuse, et ne leur présente que des substances d'une absorption facile et très-assimilables.

On oppose le lait avec un grand succès à plusieurs maladies chroniques, notamment de l'estomac et des intestins.

Bien des personnes ont dû leur guérison à un régime lacté dirigé avec intelligence et persévérance.

A la vérité, par très-rare exception, le lait est mal digéré. Inutile de dire qu'il faut s'en abstenir alors.

C'est une vérité pour tout le monde que la nature des aliments exerce une grande influence sur la digestion.

Ce qu'on sait moins bien, c'est que la manière de

manger influe beaucoup aussi sur cette importante fonction.

Le bol alimentaire doit être soumis assez de temps à la mastication. Bien divisé et bien imprégné de salive il pénètre dans l'estomac dans des conditions propices à la digestion. Malheureusement beaucoup de personnes mangent très-vite. L'estomac, obligé de suppléer au défaut de salive, par une quantité trop forte de suc gastrique et d'agir plus longtemps sur les aliments, se fatigue, et, par suite, les digestions deviennent laborieuses.

Les heures du repas ne doivent être ni trop rapprochées ni trop éloignées. Dans le premier cas la digestion n'a pas le temps de se faire entièrement. Dans le second, la faim ne peut être apaisée que par des aliments trop abondants en un seul repas. Ce sont deux causes d'affaiblissement de l'estomac.

Une conversation gaie pendant le repas est utile, la tristesse nuisible.

On a dit que la joie vient de l'estomac, ce qui signifie simplement d'une bonne digestion.

Beaucoup de personnes contractent l'habitude de boire ou de manger dans l'intervalle des repas. C'est souvent aux dépens de leur santé.

Nous ne pouvons le dire trop, une bonne digestion répare mieux les forces et rend la nutrition plus facile.

L'insuffisance des aliments, soit par la qualité, soit par la quantité, nuit singulièrement à la santé. Le sang devient pauvre, l'organisme est dans un état de souffrance continuelle, ce qui expose à la scrofule, aux tubercules de la poitrine et à plusieurs autres maladies tout aussi graves.

Le genre de travail habituel trace la conduite qu'on doit tenir.

Les travaux pénibles et de longue durée exigent une nourriture substantielle et abondante.

EXEMPLE :

A l'époque où l'on construisait le chemin de fer de Rouen au Havre, des ouvriers anglais et français y travaillaient en même temps. Ceux-ci se fatiguaient plus tôt et fournissaient moins de travail. On attribua d'abord cette différence à la forte corpulence des Anglais ; mais, en remarquant qu'ils mangeaient beaucoup de viande, on fut porté à croire que si on en donnait la même quantité aux ouvriers français on rendrait leur travail tout aussi facile. C'est ce qui arriva, en effet.

Nul doute qu'une nourriture moins forte et moins abondante ne convienne mieux aux personnes qui dépensent peu de forces, quelque soit leur profession, d'ailleurs.

L'accroissement, les mouvements multipliés et les jeux donnent beaucoup d'appétit aux enfants. Il leur faut une bonne nourriture, mais sans dépasser leurs besoins réels.

Le changement considérable qui s'opère dans l'économie, vers l'âge de soixante ans, commande rigoureusement la tempérance. Le vieillard travaille peu. L'activité dont il était doué va diminuant chaque jour. Il a peu à réparer. Malheureusement, nombre de vieillards, au lieu de se contenter d'aliments simples et sains, recherchent les mets savoureux et délicats qui flattent leur goût et surexcitent leur appétit ; c'est une grande imprudence ; de fréquentes indigestions et des maladies graves en sont le résultat.

SUBSTANCES MINÉRALES.

Le chlorure de sodium ou sel marin est un condiment dont on fait usage chaque jour. Il donne de la saveur aux aliments et en augmente la digestibilité.

Des sels de chaux, de soude, de potasse, de magnésie et de fer sont transmis au sang par les substances alimentaires végétales, qui les contiennent naturellement, et par l'eau.

L'association, dans des proportions variables, des aliments de différente nature, fournis par les végétaux et les animaux, c'est-à-dire de substances amylacées et azotées, est de toute nécessité, un seul et même aliment, même complet, nous le répétons, étant insuffisant à la conservation de la vie.

BOISSONS

EAU

L'eau constitue plus des deux tiers du poids total du corps.

Elle est indispensable à la nutrition.

Les 7/8 des hommes ne boivent que de l'eau.

Il y a plusieurs sortes d'eau, eau de citerne et de mare, eau de source et de rivière.

Sur les plateaux on fait usage d'eau de citerne, dans les vallées d'eau de source et de rivière.

L'eau pluviale n'est jamais tout-à-fait pure. En quelque lieu qu'on la recueille, elle contient toujours des corpuscules qu'elle enlève à l'atmosphère, ou des poussières et de la matière organique qu'elle détache des toits. On y trouve quelquefois un peu de carbonate d'ammoniaque et même une petite quantité d'acide azotique qui se forme pendant les orages.

L'eau potable est incolore, sans saveur et sans odeur. On peut reconnaître facilement la bonne qualité de l'eau par un procédé très-simple. Il suffit de la renfermer dans une carafe pendant plusieurs jours. Si, après ce laps de temps, elle reste incolore, ne contracte aucune odeur ni aucune saveur, on ne peut conserver aucun doute sur sa qualité.

Quelle que soit l'eau dont on se serve comme boisson, la filtrer est toujours une bonne chose.

La température de l'eau ne doit être ni trop élevée ni trop basse ; un peu chaude, elle est relâchante ;

trop froide, elle occasionne une sensation pénible dans l'estomac, elle doit être fraîche.

Les sources et les rivières étant alimentées par l'eau pluviale et la fonte des neiges, cette eau ne peut pénétrer à une certaine profondeur sans se charger de sels calcaires. Aussi contient-elle tantôt du bicarbonate de chaux seulement, tantôt ce sel et du sulfate de chaux en même temps.

(Le carbonate n'est pas autre chose que de la craie, le sulfate du plâtre).

L'eau qui ne contient qu'une faible quantité de bicarbonate de chaux est ordinairement très-potable et très-agréable, tandis que celle qui renferme les deux sels est indigeste. Celle-ci a d'ailleurs l'inconvénient de rendre difficile la cuisson des légumes et de décomposer l'eau de savon. L'eau de puits offre tous ces désavantages.

De tous les liquides, c'est l'eau qui étanche le mieux la soif. Elle humecte la surface muqueuse de la bouche, du pharinx et de l'œsophage. (Les boissons fermentées ne désaltèrent pas aussi bien et déterminent une réaction de chaleur et de sécheresse). Elle dilue facilement les aliments, dont elle s'assimile la partie substantielle, et les transporte jusqu'aux dernières limites des tissus ; elle atténue l'excitabilité du système nerveux, facilite les sécrétions, s'échappe enfin avec leurs produits, particulièrement par le rein et la peau.

Elle n'use ni le corps ni l'esprit.

Si l'on introduit une quantité considérable d'eau

dans l'estomac, il peut en résulter une douleur intolérable.

Lorsqu'on employait des moyens barbares pour obtenir l'aveu d'un crime, on forçait quelques individus à boire huit ou dix litres d'eau en peu de temps. Malheureusement, à cette époque, la question causait de telles douleurs que des innocents s'avouaient coupables, afin qu'on mît fin aux atroces souffrances qu'ils subissaient.

Plusieurs médecins ont parlé de l'eau avec éloge.

« Les abstèmes, a dit Haller, un des plus célèbres physiologistes, conservent bien le goût, l'odorat, la vue et la mémoire. » Lui-même, à partir de l'âge de dix-huit ans, ne but que de l'eau pure. A un âge avancé il était exempt d'infirmités, et sa belle intelligence avait conservé toute sa force.

Hoffmann a célébré les vertus hygiéniques et médicales de l'eau qu'il préférait à tout liquide fermenté.

Quelques hommes d'une intelligence supérieure ne faisaient usage que d'eau : le premier des orateurs grecs, Démosthène, le poète Milton, le philosophe Locke.

Les travaux pénibles, le peu de richesse du sang, le lymphatisme et la scrofule qu'on observe souvent aujourd'hui, principalement dans les villes, s'opposent à l'usage exclusif de l'eau ; mais les personnes qui sont dans de tout autres conditions, qui d'ailleurs se nourrissent très-bien ordinairement, peuvent trouver dans cette boisson naturelle un excellent moyen, les unes de conserver plus facilement leur santé, les autres de l'améliorer.

LE CIDRE ET LE VIN

Le cidre et le vin, le cidre principalement, sont les deux aliments liquides dont on use presque exclusivement en Normandie et dans plusieurs autres provinces.

Le cidre est un aliment agréable et sain, pourvu qu'il ne soit ni pur ni acide.

Peu de temps après la transformation du principe sucré de ce liquide en alcool et en acide carbonique, il se produit un dépôt (lie) qui donne lieu à une seconde fermentation, d'où résulte du vinaigre. Alors le cidre attaque l'émail des dents, et loin de favoriser la digestion, il la rend laborieuse et occasionne souvent une douleur gastrique.

On empêche la fermentation acide en soutirant le cidre, qu'on met dans un autre fût. Il peut conserver longtemps une bonne qualité, plus longtemps encore si l'on introduit dans ce fût un ou deux litres d'huile d'olives, qui reste à la surface de la boisson et la préserve du contact de l'air.

Le vin est plus alcoolique et plus nutritif que le cidre. Mélangé avec de l'eau dans des proportions diverses selon sa qualité et les besoins de ceux qui en font usage, c'est une excellente boisson.

L'usage modéré du vin pur est utile à nombre d'individus : on le prescrit aux convalescents, aux vieillards, aux personnes faibles.

Le vin de Bordeaux est considéré, à juste raison, comme un des meilleurs.

LIQUEURS ALCOOLIQUES.

Beaucoup de personnes abusent des boissons alcooliques sans en connaitre tous les dangers. C'est une cause de maladies graves, physiques et morales, qui mettent fin à l'existence presque toujours avant l'âge de cinquante ans. Ces dangers ont été signalés non-seulement par les médecins, mais aussi par des écrivains célèbres à différents titres.

L'auteur de la physiologie du goût s'est exprimé ainsi : « L'esprit de vin est celui qui tue aujourd'hui le plus de monde; »

De Balzac : « On s'est effrayé du choléra ; il fait périr moins de monde que l'eau-de-vie; »

La Bruyère : « Les jeunes gens qui se livrent à l'ivrognerie emploient une partie de leur vie à rendre l'autre misérable. Si la mort n'arrive pas de bonne heure, les plus tristes infirmités sont réservées à leur vieillesse. »

L'eau-de-vie, le vin et l'absinthe sont les principales liqueurs spiritueuses. L'eau-de-vie, obtenue de la distillation du vin, contient de 45 à 50 pour 0/0 d'alcool; les vins de différentes sortes de 10 à 20.

On retire aussi de l'eau-de-vie de plusieurs autres substances, telles que la betterave, la fécule de pomme de terre, les grains et le cidre. Elle est de très-mauvaise qualité et dangereuse. Plus dangereuse encore est l'absinthe qui, prise souvent, même en faible quantité, altère la santé promptement d'une manière grave : ceux qui ont la funeste habitude de s'enivrer avec cette liqueur deviennent fous pour la plupart.

Voici pourquoi les effets de l'absinthe sont si déplorables : on la prépare ordinairement avec de l'eau-de-vie contenant une quantité considérable (60 à 70 pour 0/0) d'alcool de très-mauvaise qualité et une huile essentielle, que la plante, connue sous le nom d'absinthe, cède à l'alcool par la distillation. Or, cette huile est extrêmement irritante, à telles enseignes que si l'on en dépose plusieurs gouttes sur la langue, par exemple, on éprouve de suite une sensation de chaleur mordicante qui a de l'analogie avec celle qui résulte d'une brûlure légère.

Tel est le mélange qui fait tant de victimes aujourd'hui.

Que devient l'alcool dans l'estomac ?

Il n'y subit aucune modification qui le rende assimilable à nos organes. Il est absorbé par les veines, s'associe au sang et circule avec ce liquide dans toute l'économie. Cela est si vrai qu'on le retrouve en nature, dans une proportion assez élevée, dans le foie, les poumons, le cerveau, le rein.

De même que les racines d'un végétal puisent dans le sol des sucs nourriciers et les transmettent aux branches, aux feuilles et aux fruits, de même les vaisseaux retirent du sang tous les matériaux de nutrition de l'organisme. Si l'on arrose souvent ce végétal avec un liquide dont les propriétés diffèrent de celles que la nature assigne à la sève, il languit et finit par périr. Eh bien, les boissons alcooliques, prises avec excès, sont au sang ce que ce liquide est aux sucs d'une plante.

Il y a une autre voie, la respiration, par laquelle

l'alcool, qui est volatil, peut s'introduire dans l'organisme et produire l'ivresse, même des accidents graves.

Il faut donc avoir soin de renouveler l'air lorsqu'on tire de l'eau-de-vie.

Toutefois l'alcool ne reste pas dans le corps. Il est éliminé par les poumons, les reins et la peau, en huit heures à peu près par l'expiration, en quatorze ou quinze par l'urine et la sueur. Il peut même s'écouler plus de temps avant que ce phénomène n'ait lieu, témoin l'observation suivante :

Sur le cadavre d'un soldat, mort trente-deux heures après avoir bu un litre d'eau-de-vie, on put retirer de l'alcool du sang, du foie et du cerveau.

L'alcool est irritant. Il détermine une congestion sanguine dans les tissus avec lesquels il reste en contact quelque temps, congestion qui se révèle par de la rougeur, un peu de gonflement et quelquefois de la douleur. C'est le point de départ des maladies dangereuses qui naissent de l'abus des boissons alcooliques.

Pour rendre plus sensible et mettre hors de doute cette propriété, nous allons citer un exemple.

Si l'on introduit dans un œil plusieurs gouttes d'eau-de-vie, il devient rouge, douloureux et larmoyant; c'est une irritation qui se dissipe facilement. Si le même fait avait lieu souvent, l'irritation se convertirait en une véritable inflammation qui amènerait une altération plus ou moins considérable d'une seule ou de plusieurs parties de cet organe.

Ce phénomène morbide est une image assez fidèle

de ce qui se produit dans les organes internes, avec cette différence toutefois que c'est plus lentement dans ceux-ci, à moins que leurs tissus ne soient très-délicats, comme chez les jeunes enfants.

Ces données vont vous permettre, ce nous semble, d'apprécier sans grande difficulté les ravages que l'alcool peut exercer dans tous nos organes.

LA BOUCHE.

Le goût s'émousse chez tous les buveurs, à un degré tel chez quelques-uns qu'ils ne trouvent plus de saveur à l'eau-de-vie. (Ils boivent du trois-six, alcool à 90 degrés.)

L'ESTOMAC.

Il devient quelquefois le siége d'une douleur atroce qui fait désirer la mort.

Un jeune homme, en proie à cette maladie, obtenait ordinairement du soulagement en provoquant un vomissement. Un jour, après une orgie, il ne put y réussir. Saisi de désespoir, il donna l'ordre à son domestique, qui se garda bien de l'exécuter, d'aller chercher un pistolet et de lui brûler la cervelle.

Bien que l'alcool se trouve mitigé par les aliments, cependant après un certain laps de temps l'estomac présente des lésions fonctionnelles et organiques.

D'abord l'appétit diminue sensiblement et la digestion s'opère avec plus ou moins de difficulté. Cet état de choses peut durer plusieurs années sans mettre la vie en péril; ensuite la membrane muqueuse qui constitue la portion interne de cette organe, s'épaissit, s'indure ou se ramollit; il s'y forme parfois des ulcérations; alors les malades vomissent les aliments et du mucus, quelquefois même du sang. Ils maigrissent, perdent rapidement leurs forces et succombent en très-peu de temps.

Les ivrognes ont à redouter aussi le cancer.

La mort arrive quelquefois peu d'heures après l'ingestion d'une forte quantité de liqueur très-alcoolique.

Une petite fille de quatre à cinq ans fut trouvée expirante devant la demeure de ses parents. Ses vêtements exhalaient une forte odeur d'eau-de-vie. La justice ordonna une autopsie. L'estomac renfermait une quantité assez considérable de ce liquide et présentait une coloration d'un rouge si foncé qu'elle n'était comparable qu'à celle qui résulte d'un poison énergique.

La délicatesse de la membrane muqueuse chez cette toute jeune fille explique en partie une mort si prompte.

Le défaut d'appétit des ivrognes a inspiré à Charlet un croquis assez piquant. le dessin représente un homme riche, engourdi par les fumées du vin ; un pauvre lui demande l'aumône en tendant la main et prononce ces paroles : « Je meurs de faim..... — heureux coquin ! je voudrais bien avoir faim aussi, moi.

INTESTINS

Une inflammation, une diarrhée difficile à modé-
rer, qui amène peu à peu beaucoup d'affaiblissement,
des ulcérations, telles sont les maladies que l'alcool
y développe souvent.

Parfois les ulcérations s'ouvrent et des liquides
se répandent dans une membrane connue sous le
nom de péritoine ; de là des douleurs excessivement violentes et la mort d'une manière rapide.

EXEMPLE :

Un jeune homme d'une vingtaine d'années,
adonné aux boissons alcooliques, était fréquemment
en proie à des coliques sourdes, compliquées de
diarrhée. Un jour la douleur du ventre devint intolérable. Il vomit, pâlit, eut des sueurs froides et
mourut en quelques heures. On constata une per-
foration intestinale, autour de laquelle existaient
plusieurs ulcérations.

Parfois les intestins contractent une adhérence
avec le péritoine et accomplissent leurs fonctions
avec la plus grande difficulté.

PÉRITOINE

Chez quelques individus il s'enflamme et secrète
beaucoup de liquide, alors on est atteint d'une hydropisie du ventre.

FOIE

L'inflammation aigüe, les coliques hépathiques
(causées par de petites pierres), la cirrhose ou

diminution de volume et induration, et par suite l'hydropisie ; l'hypertrophie ou augmentation de volume ; voilà les maladies de cette glande qu'on observe chez un grand nombre d'alcoolisés.

REIN ET VESSIE

L'appareil urinaire est vivement impressionné par l'alcool. L'urine est forte et âcre. Les ivrognes sont très-sujets à la colique néphrétique (petits calculs qui se forment dans le rein et déterminent des douleurs très-violentes), à l'albuminurie et au catarrhe.

Chez eux l'albuminurie est caractérisée par une dégénérescence du rein, la présence dans l'urine d'une quantité considérable d'albumine (substance de même nature que le blanc d'œuf), et l'hydropisie.

Du reste l'hydropisie existe souvent chez les buveurs, se rattachant tantôt à une maladie du rein, tantôt à une maladie du foie, ou bien encore à une maladie du cœur ou d'un gros vaisseau.

Le catarrhe de la vessie est toujours grave.

VAISSEAUX SANGUINS ET CŒUR

La partie interne des vaisseaux s'épaissit, devient rugueuse, et même s'ossifie, et, par suite, la circulation s'effectue difficilement.

Le cœur devient le siége de plusieurs maladies que nous croyons devoir comprendre dans un seul mot : anévrisme.

Michel Lévy, médecin au Val-de-Grâce, professeur d'hygiène, a vu l'anévrisme du cœur chez un grand nombre de militaires qui avaient l'habitude de s'enivrer.

BRONCHES, POUMONS

L'alcool cause aussi de grands ravages dans l'appareil de la respiration. Entraîné dans les poumons par des vaisseaux considérables et très-nombreux, il y pénètre en forte quantité.

Nombre de buveurs, attaqués d'une bronchite aigüe, voient cette maladie passer à l'état chronique ; et, pour peu qu'ils soient prédisposés aux tubercules, soit par hérédité, soit par constitution, ils succombent à la phthisie.

LE CERVEAU

Il n'est pas plus à l'abri des injures du temps que les autres parties du corps. Les vaisseaux nombreux qu'il reçoit subissent un changement dans leur forme, leur volume et leur consistance, et la circulation s'y fait avec lenteur et difficulté. C'est pourquoi les vieillards sont sujets à l'apoplexie cérébrale. En congestionnant fréquemment le cerveau, l'alcool agit comme le temps et devient une cause d'apoplexie à un âge peu avancé.

Sans aucun doute les maladies, presque toutes chroniques, que nous avons indiquées, ne se manifestent pas seulement chez les personnes qui abusent des boissons spiritueuses ; tout le monde peut en être atteint ; mais autant elles sont fréquentes par suite de cet abus, autant elles sont rares chez les individus qui observent la sobriété et les principales règles de l'hygiène.

Il est vrai aussi que chaque individu ne les présente pas simultanément. En raison d'une prédisposition naturelle, celui-ci est atteint de maladies des organes et de l'abdomen, celui-là, du cœur et des gros vaisseaux, le troisième de l'appareil respiratoire, le quatrième des centres nerveux.

Lorsqu'une maladie aigüe frappe les alcoolisés, elle présente de suite de la gravité et devient souvent dangereuse en un petit nombre de jours, parce que l'organisme, déjà dans de mauvaises conditions, ne peut opposer qu'une très-faible résistance à ce nouvel ennemi.

Les épidémies, telles que la variole, la fièvre typhoïde, le choléra, les déciment rapidement ; ce qui s'explique avec facilité. L'agent morbide qui développe ces maladies est un poison. Or, l'alcool est lui-même un poison lent. Que faut-il de plus pour briser l'existence ?

En 1873, par exemple, le choléra ayant éclaté à Yvetot, trente personnes en furent atteintes, dix-huit femmes, dix hommes et deux enfants. Sur dix-sept qui succombèrent, douze étaient notoirement des ivrognes.

Boire des liqueurs fortes à jeun, c'est-à-dire sans qu'elles puissent se trouver mitigées par des aliments, c'est aller plus promptement au-devant de la mort.

Bien entendu que toutes ces remarques ne s'appliquent qu'aux ivrognes et non aux personnes qui, n'étant atteintes d'aucune maladie qui exclut l'usage des boissons alcooliques en prennent avec modération pendant ou peu de temps après leur repas. Dans quelques circonstances, elles sont même très-utiles. Ainsi lorsqu'on reste exposé longtemps à un froid rigoureux, elles permettent de réagir avec plus de facilité contre cet état de l'atmosphère. Se livre-t-on à des travaux pénibles occasionnant une grande dépense de forces, elles communiquent de l'énergie aux muscles et rendent le travail plus productif.

Aux militaires qui font de longues marches, qui essuyent des fatigues et des privations, elles sont indispensables, l'absinthe exceptée.

Dans ces différentes circonstances elles contribuent à la conservation de la santé.

LIQUEURS ALCOOLIQUES. (SUITE.)

Si l'on fixe son attention sur le grand nombre de maladies graves que nous avons indiquées, on y trouve déjà des motifs suffisants d'éviter avec soin l'abus des boissons alcooliques. Cependant nous n'avons mis sous vos yeux qu'une partie du tableau qu'il nous faut tracer. Nous allons faire en sorte de le compléter aujourd'hui en signalant l'action de l'alcool sur les facultés intellectuelles et en présentant quelques considérations sur l'alcoolisme au point de vue de l'individu, de la famille et de la société.

L'ivresse habituelle altère profondément l'intelligence : la mémoire, l'attention, le jugement et le raisonnement s'affaiblissent peu à peu et finissent par disparaître tout-à-fait.

Dès le début de l'alcoolisme, la parole exprime difficilement des pensées péniblement conçues ; la physionomie et le regard perdent quelque chose de leur expression naturelle ; c'est un avertissement dont on ne saurait profiter trop tôt. Le cerveau n'est pas encore le siége d'une lésion profonde. Moyennant la ferme résolution de vivre avec sobriété, le mal n'est pas irréparable. Malheureusement les buveurs persistent d'ordinaire dans leur funeste habitude, et chaque jour creuse l'abîme qui doit les engloutir.

Autrefois on ne s'enivrait qu'avec des boissons fermentées ; l'eau-de-vie et ses dérivés étaient peu en usage. On observait rarement les troubles intellectuels qui résultent de l'alcoolisme.

Depuis un siècle environ, l'abus de l'eau-de-vie et des autres liqueurs spiritueuses a pris des proportions considérables. Aussi les maladies mentales ont-elles augmenté d'une manière très-alarmante.

Les hallucinations, le delirium tremens (c'est une des formes de la folie) l'aliénation mentale proprement dite sont les troubles de l'esprit qui naissent souvent du contact prolongé de l'alcool avec le cerveau.

Toutefois on observe aussi deux autres états psychologiques tout-à-fait différents l'un de l'autre. Chez les uns, c'est l'absence de toute volonté et une grande apathie qui rendent indifférent à toutes choses ; chez les autres, une vive irritation qui change un caractère doux en un esprit querelleur et méchant. Ceux-ci se livrent souvent à des actes qui appellent une répression. Presque aucun buveur d'absinthe n'échappe à cette irritation dangereuse.

A ce sujet, nous croyons devoir citer un fait tout récent.

Il y a peu de jours un marchand de vin de Paris se tenait sur le pas de sa porte, lorsqu'un jeune homme très-bien mis, paraissant appartenir à une bonne famille, s'avança vers lui et lui adressa des injures grossières. Le marchand s'apercevant de l'état d'ivresse de cet insolent l'engagea à s'éloigner. Incapable d'entendre et de suivre un bon conseil, il devint furieux et frappa ce brave homme à la figure. Heureusement que des gardiens de la paix, qui étaient à une petite distance, arrivèrent à temps pour le conduire dans un poste voisin. Aussitôt qu'il eut recouvré à peu près sa raison, il avoua s'être enivré avec de l'absinthe.

Du reste, l'ivresse devient souvent la cause de délits, de crimes même, que la justice est obligée de punir : la police correctionnelle et les cours d'assises retentissent fréquemment de procès de cette nature.

Tel s'est rendu coupable, s'est déshonoré et a fait naître le deuil au sein de sa famille, qui serait resté honnête et estimable s'il ne s'était adonné à l'ivrognerie.

Quant aux hallucinations, elles consistent en une erreur de l'esprit et une fausse appréciation des sens.

Parmi les hallucinés les uns engagent une conversation avec une personne absente, absolument comme s'ils avaient un interlocuteur ; les autres aperçoivent des objets qui ne sont pas sous leurs yeux ou en voient réellement auxquels ils attribuent un tout autre aspect que celui qu'ils ont ; ceux-ci entendent des cris, des injures, des menaces qu'aucune voix ne profère ; ceux-là sont saisis de frayeur et n'osent faire aucun mouvement ; quelques-uns, au contraire, sont très-irrités et deviennent dangereux ; il y en a qui croient être environnés d'ombres et de spectres.

Nous allons citer plusieurs cas d'hallucination.

Un commerçant, accablé de chagrins, crut pouvoir s'y soustraire en se plongeant dans une ivresse presque continuelle. Ses facultés intellectuelles ne tardèrent pas à subir un dérangement considérable. Un jour, il vit une figure extraordinaire qui lui faisait signe de la suivre ; il se leva, courut après elle, et tomba dans la rue. Il avait franchi une croisée sans le savoir.

Plusieurs jeunes gens s'étant enivrés dans une taverne, s'imaginèrent qu'ils étaient sur un vaisseau agité par une forte tempête. Dans l'espoir d'échapper au naufrage dont ils se croyaient menacés, ils jetèrent tous les meubles par les croisées, bien persuadés que c'était à la mer.

Ce fait paraît peu vraisemblable, cependant, il s'explique sans grande difficulté.

Un de ces jeunes étourdis étant tombé dans l'erreur, manifesta des craintes que les autres, dont l'esprit n'était pas plus lucide, partagèrent de suite.

Un autre ivrogne voulut un jour allumer une chandelle à la lumière de la lune qu'il voyait briller à travers la fente d'un mur.

Du reste, les hallucinés sont sujets à beaucoup d'actes d'extravagance.

Les hallucinations fréquentes, surtout celles qui sont de longue durée, jettent l'esprit dans une mélancolie profonde qui porte au suicide. Partout où l'on abuse des liqueurs alcooliques, notamment dans le Nord, les suicides sont fréquents. Il résulte d'un travail de statistique, publié en France il y a quelques années, que sur 4,490 suicides, 450 doivent être attribués à l'alcoolisme.

On observe très-fréquemment le delirium tremens ou délire avec tremblement. Un médecin l'appelait dernièrement la maladie du XIXᵉ siècle. Il se manifeste par de l'agitation, de la fièvre, de l'insomnie et des hallucinations de la pire espèce. Fantômes, spectres hideux, animaux immondes, rêves épouvantables, dangers imaginaires, tout sollicite les individus, en proie à cette terrible maladie, à des actes très-dangereux et extrêmement regrettables. Les uns cherchent à blesser où à tuer leurs plus proches parents, leurs amis, ignorant complètement qu'ils leur apportent des secours urgents, persuadés, au contraire, qu'ils n'ont que de mauvaises intentions et sont disposés à leur faire subir quelque dur traitement ; les autres se font des blessures graves ; quelques-uns se précipitent par une fenêtre ou se jettent à l'eau.

La folie proprement dite n'est pas moins fréquente. Depuis un demi-siècle, le nombre des fous a augmenté singulièrement.

Voici des chiffres malheureusement bien éloquents:

En remontant à une époque éloignée, sur cent cas d'aliénation mentale, on n'en reconnaît que quatre ou cinq pour cent résultant de l'abus des liqueurs spiritueuses.

De 1826 à 1833 le nombre s'en élève à huit, et à 20 et 25 depuis cette dernière année jusqu'à l'époque actuelle.

Le médecin en chef de l'asile des aliénés de Caen a même constaté, il y a peu de mois, que sur cent malades admis dans cet établissement, trente avaient perdu la raison par suite de l'ivrognerie. Il attribuait ce chiffre excessivement élevé, à l'absinthe et à l'eau-de-vie de cidre.

Ainsi, de 1826 à 1833, la proportion est de huit pour cent. Aujourd'hui elle atteint vingt-cinq et même trente.

Ces chiffres extrêmes, 5 et 8 d'une part, 25 et 30 d'autre part, renferment un enseignement qui ne doit échapper à aucun esprit sérieux.

A la vérité, on a créé des sociétés de tempérance dans plusieurs grandes villes. Certes, on ne peut trop louer les personnes qui unissent leur zèle et leur dévouement pour s'opposer à l'abus des boissons alcooliques. Malheureusement, leurs efforts sont insuffisants en présence d'un mal qui semble grandir tous les jours dans les villages comme dans les grands centres de population. On ne saurait donc trop propager les avertissements que l'hygiène fournit touchant les dangers qui en résultent.

Examinons maintenant les tristes effets de l'ivrognerie au point de vue de l'individu, de la famille et de la société.

Tout individu qui contracte l'habitude de s'enivrer, ne retire que peu de fruit de son travail.

L'ouvrier se prive volontairement de l'adresse et de la sûreté de main que réclament ses travaux. Il tremble et apprécie mal la nature des objets auxquels il est chargé d'imprimer des formes et des modifications diverses. Ce qu'il ferait bien, sobre, il le fait mal, alcoolisé. D'ailleurs l'application de l'intelligence à toute chose est de première nécessité ; or, comme nous l'avons dit précédemment, l'intelligence diminue d'abord et disparaît ensuite chez les buveurs. Là où elle fait défaut, il n'y a plus qu'une force aveugle. Améliorer, perfectionner son travail, devenir habile, c'est le but auquel doivent tendre tous les efforts de l'artisan s'il veut rendre sa position aussi honorable que possible et se créer des ressources précieuses pour l'avenir. Malheureusement, l'ivrogne se place tout-à-fait en dehors d ces conditions : il travaille peu, et il travaille mal.

Aussi ne tarde-t-il pas à tomber dans la misère..... la misère conseille mal ; s'il a naturellement de mauvais penchants, il y succombe dans plus d'une circonstance et il commet des fautes qui peuvent attirer un châtiment sur sa tête.

L'industriel, le commerçant, l'agriculteur, n'exercent plus assez de surveillance sur leurs ouvriers, leurs employés ou leurs domestiques. L'activité qu'exige chaque profession devient insuffisante, si même elle n'est pas nulle. Tout périclite en l'absence de l'œil attentif et vigilant du maître. On s'expose à la ruine.

La richesse et une position élevée ne préservent pas du blâme public ; le prestige qui s'y rattache disparaît entièrement.

Des devoirs rigoureux incombent au père de famille. Il doit avoir constamment en vue l'honneur et le bonheur de ses enfants, exercer sur eux une surveillance attentive et leur enseigner l'économie.

C'est le meilleur moyen de mériter et d'obtenir leur affection et leur respect. Le buveur, lui, agit tout autrement : il dépense son salaire, dissipe son patrimoine au préjudice des siens, dont il ne s'occupe guère, et les expose à la misère et au malheur.

Chez la femme l'ivrognerie a des conséquences encore plus déplorables. La Providence a déposé libéralement dans son cœur le plus durable de tous les sentiments, l'amour maternel. Grâce à une grande abnégation et à un admirable dévouement, une bonne mère, si pauvre qu'elle soit, trouve toujours quelque moyen de subvenir aux besoins les plus pressants de ses enfants ; et s'ils éprouvent quelque affliction, s'ils versent des larmes, elle les console par une bonne parole et une douce caresse. Mais, celle qui oublie ses devoirs et méconnaît son rôle providentiel au point de s'enivrer perd peu à peu le sentiment de la maternité ; elle devient insensible aux plaintes de ses enfants et n'entend plus les cris que la faim et la douleur leur arrachent quelquefois ; leurs larmes, elle ne les voit plus couler.

Ce n'est pas tout. L'empoisonnement alcoolique se transmet aux descendants. Le lymphatisme, la scrofule, les tubercules, le rachitisme, les convulsions, l'épilepsie, la folie et l'idiotisme, telles sont les maladies graves que l'on observe un peu plus tôt, un peu plus tard, chez un grand nombre de ces malheureux enfants dont la moitié d'ailleurs meurent avant l'âge de trois ans.

De l'accomplissement des nombreux devoirs que la société impose à chacun de ses membres découlent l'ordre et l'harmonie, si nécessaires, si utiles partout et toujours. Quelque profession que l'on exerce, quelque rang que l'on occupe, si pauvre ou si riche que l'on soit, tout le monde peut et doit concourir au bien général par le travail, l'intelligence, la fortune et la vertu. Or, la société n'a que bien peu de services à attendre d'un certain nombre d'alcoolisés, aucuns des autres ; elle a même beaucoup à craindre de quelques-uns.

Représententez-vous par la pensée, mes enfants, un peuple composé de buveurs, d'hallucinés, de fous. Quel bien pourrait-il opérer ? Que deviendrait-il ? Il périrait infailliblement. L'ivrogne méconnaît donc ses devoirs envers la société, comme il les méconnaît envers la famille, et nous ajoutons envers la patrie, qui a besoin du concours de tous ses enfants pour rester forte et se faire respecter des nations voisines.

Sans doute l'ivrognerie a existé de tout temps. Dans l'antiquité on opposa des lois draconiennes à ce vice. Dans les temps modernes on a rendu des édits très-sévères contre ceux qui s'enivraient. Sous François Ier, par exemple, on les emprisonnait, on leur infligeait un châtiment honteux, quelquefois on les exilait.

Si l'on employait tous ces moyens de répression aujourd'hui, les esprits se révolteraient. Depuis le seizième siècle, les mœurs se sont bien adoucies. Néanmoins, il ne faut rien négliger pour amoindrir ou faire disparaître l'abus des boissons spiritueuses. L'un des meilleurs moyens, sans contredit, c'est l'instruction, qui, Dieu merci, reçoit aujourd'hui un grand développement, en y associant toutefois l'éducation dans une sage mesure, afin de former en même temps l'esprit et le cœur. Des bouches éloquentes vous enseignent tous les jours vos devoirs, mes enfants ; l'hygiène vous en enseigne aussi quelques-uns, car elle renferme des principes de morale.

Pour que les effets, si dangereux et si funestes de l'ivrognerie, s'inscrivent plus facilement dans votre mémoire, nous allons nous résumer en peu de mots.

L'abus des boissons alcooliques détermine un grand nombre de maladies : maladies de l'estomac, des intestins, du foie, des reins et de la vessie ; maladies des vaisseaux, du cœur, de la poitrine et de la tête. Il affaiblit ou anéantit les facultés intellectuelles.

Considéré au point de vue de l'individu, cet abus a des conséquences très-fâcheuses, de plus regrettables encore sous le rapport de la famille ; c'est une cause de ruine et de misère.

Les enfants nés de parents alcoolisés présentent
pour la plupart un état de santé déplorable. La
moitié de ces enfants meurent avant l'âge de trois
ans.

Il est préjudiciable à la société en rendant
difficile, pour ne pas dire impossible, l'accomplissement des devoirs que chacun doit avoir à cœur de
remplir.

Enfin des délits, des crimes, le déshonneur et le
suicide résultent souvent de l'ivresse.

Voilà l'alcoolisme !

Que de motifs sérieux, mes enfants, pour éviter
cet empoisonnement. Soyez toujours sobres, vous
resterez de bons fils, vous serez de bons pères de
famille et de bons citoyens.

Ce ne sont pas seulement vos parents et vos maî-
tres, et les personnes honorables qui, en assistant
à nos conférences, vous donnent un témoignage
éclatant d'intérêt; ce ne sont pas seulement toutes
ces personnes qui réclament de vous la sobriété
avec les vertus qui en découlent ordinairement,
c'est aussi la patrie, notre belle et chère patrie, la
France !

LE CAFÉ.

L'usage du café remonte à une époque très-éloignée ; dès le IXe siècle on en prenait en Orient.

Au commencement du XVIIIe siècle, Louis XIV fit venir d'Amsterdam un pied de caféier qu'on cultiva dans les serres du Jardin-des-Plantes. On en obtint plusieurs autres pieds, dont trois furent envoyés dans les colonies françaises. Deux périrent durant la traversée. On ne dut la conservation du troisième qu'aux grands soins d'un capitaine qui l'arrosa tous les jours en se privant d'une partie de sa ration d'eau douce.

Telle est l'origine des plantations de caféiers qui se sont tant multipliés depuis à la Martinique, à l'île Bourbon et à Saint-Domingue.

L'analyse a découvert un grand nombre de principes dans le café. Les deux pricipaux sont : la caféine et l'huile essentielle à laquelle il doit son arôme.

Le degré de torréfaction qu'on fait subir au café est d'une certaine importance : trop faible, la torréfaction ne développe pas suffisamment l'arôme ; trop forte, elle le détruit.

La décoction lui enlève son principe le plus suave ; l'infusion le lui conserve.

Le café est d'un usage si général aujourd'hui qu'il fait partie de l'alimentation. Lorsqu'on a commencé à en prendre en France, il était d'un prix excessivement élevé. Louis XIV le payait 140 francs la livre.

Si la prédiction d'une femme, qui a laissé un nom célèbre dans les lettres, s'était accomplie, le café serait tombé promptement dans l'oubli. « Le café passera comme Racine, » a dit Mme de Sévigné.

Le café est resté, à la grande satisfaction et au profit de la santé d'un grand nombre d'individus, et Racine a continué de faire la gloire de la scène française et les délices des esprits qui recherchent l'élégance et la pureté du style, la beauté et l'harmonie des vers.

Objet de critiques très-ardentes ou d'éloges pompeux, le café a été regardé comme une boisson très-nuisible ou très-utile. De part et d'autre, on s'exprimait avec exagération.

« Il ne méritait ni cet excès d'honneur, ni cette indignité. »

La vérité s'est dégagée de l'observation judicieuse d'un grand nombre de faits. De bons juges ont établi une ligne de démarcation, assez facile à saisir, entre les circonstances où le café est utile et celles où il est nuisible.

D'abord comment le café agit-il sur l'économie ?

Dès que l'infusion de café pénètre dans l'estomac, elle y fait naître une douce chaleur et une sensation de bien-être qui se répand dans tout l'organisme ; elle accélère la respiration et augmente la fréquence et la force du pouls ; bientôt les centres nerveux participent à cette expansion vitale ; les facultés intellectuelles se développent ; les expressions se manifestent avec plus de facilité ; les mouvements deviennent plus aisés et plus fréquents.

Grâce à ces données physiologiques, on arrive à apprécier facilement les effets du café, en tenant compte toutefois de la température de l'infusion, de l'etat de vacuité ou de plénitude de l'estomac, de l'âge, du tempérament, de l'habitude, du climat, des localités, de l'abus, de l'état de santé individuelle. Le café froid, plus ou moins privé d'arôme, est moins excitant que le café chaud ; il agit principalement comme tonique.

Le café est utile aux individus lymphatiques ; ce qui s'explique sans difficulté. Chez eux, la circulation et l'innervation présentent peu d'énergie, la vie semble languissante ; or, cette plante, comme nous le disions il y a un instant, est douée de la propriété d'activer la circulation et de stimuler le système nerveux.

Dans les pays froids et humides l'infusion de café aide l'économie à réagir contre l'action déprimante de l'atmosphère.

Rien ne détermine plus promptement la diminution des forces que les climats chauds. Les habitants de ces régions ont des sueurs abondantes et tombent dans un collapsus qui réclame impérieusement des toniques. Le café est un des meilleurs qu'on puisse opposer à cet état de prostration.

En Algérie où l'atmosphère est très-chaude le jour, froide le soir, où les maladies paludéennes (fièvres) sont à craindre, le café est très-utile. Les militaires en prennent plusieurs fois par jour.

Les soldats dans les camps et les bivouacs, les marins sur les vaisseaux, prennent des aliments assez difficiles à digérer, sont exposés à toutes les vissicitudes de l'atmosphère et éprouvent de grandes fatigues. Grâce au café, ils digèrent mieux, opposent plus de résistance aux pluies abondantes, à la rigueur du froid, à la chaleur excessive, aux travaux pénibles.

Le poète, le littérateur, l'écrivain, l'orateur, le savant, trouvent dans le café, les uns une plus grande facilité de concevoir et d'émettre des pensées plus ou moins brillantes, les autres un moyen de diriger leurs recherches et d'accomplir leurs travaux avec plus de fruit.

N'oublions pas que les personnes, obligées de passer huit ou dix heures par jour dans un bureau, dans une étude, verraient leur estomac s'affaiblir, leurs digestions devenir pénibles, si elles ne prenaient pas une tasse de café après leur dîner.

L'habitude du café devient un besoin impérieux auquel on ne renonce pas toujours impunément, du moins d'une manière brusque, témoin le fait suivant:

Un habitant de Paris, qui buvait tous les jours une tasse d'excellent café, en cessa l'usage tout-à-coup, alarmé qu'il avait été par la lecture d'un ouvrage où cette substance était décrite comme un poison lent sous les plus sombres couleurs.

Peu de temps après, ce trop crédule lecteur tomba dans une prostration physique et morale qui lui inspira de l'inquiétude.

« Revenez à vos habitudes, lui dit un médecin qu'il fut obligé de consulter, prenez une bonne tasse de café chaque jour comme précédemment, et votre santé redeviendra bonne »; pronostic qui se réalisa de tout point.

Les propriétés presque merveilleuses du café lui assignent un rang parmi les agents les plus utiles. Malheureusement, il nous faut signaler plusieurs points noirs, tant il est vrai que le mal est très-souvent, pour ne pas dire toujours, placé à côté du bien !

Le café, avons-nous dit, stimule l'estomac, active la circulation et donne de l'énergie au système nerveux ; mais ces effets ne doivent pas dépasser une certaine limite.

L'excès du café, principalement à jeun, occasionne ordinairement une sensation pénible de l'estomac, qui peut se changer en une douleur violente. Alors, loin de faciliter la digestion, il la rend pénible.

Cet abus perpétue en quelque sorte le mouvement rapide du sang et la surexcitation nerveuse, ce qui peut déterminer des maladies diverses plus ou moins graves.

Les personnes dont l'estomac est naturellement sensible, celles qui sont très-nerveuses et très-irritables, doivent s'abstenir du café ou le prendre très-faible ; le mieux néanmoins, c'est de s'en abstenir.

Chez les enfants le système nerveux prédomine, ainsi que l'attestent leur vivacité, leur pétulance, leur impressionnabilité. Un rien les contrarie, peu de chose les réjouit, ils pleurent et rient tour à

tour en peu d'instants. Ils sont très-sujets **aux**
névroses et aux convulsions (maladies nerveuses),
et même à la méningite (fièvre cérébrale). Il faut
se garder de les habituer à prendre du café. Cependant les enfants lymphatiques n'ont rien à
redouter des propriétés toniques et excitantes de
cette plante, pourvu que l'usage en soit modéré.

LE TABAC

Les substances douées de propriétés énergiques
qui deviennent d'un usage général provoquent des
recherches et un examen sérieux de la part des
médecins. Le tabac est une de ces substances.

Lorsque les Espagnols abordèrent au Mexique,
en 1520, le tabac était en usage parmi les indigènes.
Ils l'introduisaient dans un roseau, puis allumaient
ce roseau d'un côté et aspiraient la fumée de
l'autre.

L'introduction du tabac en Europe rencontra
d'abord de grandes difficultés. Considéré comme
une substance très-dangereuse, il fut proscrit par
presque tous les gouvernements. Ce fut Nicot, am-
bassadeur à la cour du Portugal, qui le premier
l'apporta en France sous forme de poudre. Il en fit
présent à Catherine de Médicis.

**Tous les obstacles apportés à l'usage du tabac ne
purent triompher du désir ni de la volonté d'un très-
grand nombre d'individus. C'était du fruit défendu,**

beaucoup en usèrent. Les gouvernements en profitèrent pour enrichir, les caisses de l'Etat en frappant cette nouvelle substance d'un impôt assez considérable. Aujourd'hui cet impôt, comme l'impôt sur les boissons alcooliques, produit dans presque toute l'Europe des sommes fabuleuses.

Quelques médecins se montrèrent très-hostiles au tabac, notamment Fagon, médecin de Louis XIV, qui ne laissait échapper aucune occasion d'en dire beaucoup de mal.

A ce propos on cite une anecdote assez piquante.

Un jour qu'il devait présider une thèse qui avait précisément pour sujet le tabac, il en fut empêché par une circonstance imprévue. Il pria un de ses confrères de le remplacer. Celui-ci voulant se rendre digne d'une si grande confiance, employa tout son savoir et toute sa logique à démontrer que le tabac est un poison abominable et la source de la plupart des maux de l'humanité. Mais son nez n'était pas d'accord avec sa langue. Arrive inopinément Fagon qui, remarquant qu'à chaque argument nouveau contre le tabac, son digne confrère introduisait les doigts dans une vaste tabatière, se livra à un accès de colère si violent qu'examinateurs et élèves en furent vivement émus.

O Molière, que n'assistiez-vous à cette thèse ! Peut-être en avez-vous su quelque chose, car on assure que Fagon est un des médecins que votre verve comique a introduits sur la scène.

Jetons un coup d'œil maintenant sur le tabac sans prévention, sans préjugés.

Les médecins qui ont étudié spécialement cette question d'hygiène sont divisés d'opinion. Les uns ont fait ressortir la différence qu'il y a entre l'usage et l'abus ; les autres, ceux-ci un très-petit nombre, ont pensé qu'il était toujours plus ou moins nuisible. Il est difficile de croire qu'une substance dont un si grand nombre de personnes font usage partout soit toujours et inévitablement contraire à la santé. Nous allons faire en sorte de présenter l'actif et le passif du tabac.

Il endort l'ennui et calme les douleurs physiques et morales ; il procure une satisfaction et des jouissances qui deviennent une douce habitude. Voilà l'actif. Comparé au passif, il est peu considérable.

Les propriétés énergiques du tabac se révèlent promptement. Si l'on fume pour la première fois une certaine quantité de cette substance, on éprouve des vertiges, des nausées et des vomissements ; la figure devient pâle, la circulation se trouble sensiblement, c'est-à-dire que l'on présente les symptômes de l'ivresse alcoolique ; et si l'action du tabac était plus prolongée des signes d'un véritable empoisonnement se produiraient.

EXEMPLE.

L'année dernière une famille de Valliquerville, commune distante d'Yvetot de quatre kilomètres, nous appela auprès d'un jeune homme de quinze ans qui lui paraissait très-dangereusement malade. Effectivement ; il était sans parole et sans mouvement, son pouls était très-petit et ses pupilles *très-dilatées.*

L'ensemble de ces phénomènes morbides ne pouvait être attribué qu'à une plante de la famille des solanées, au tabac selon toute probabilité. Ses parents n'ayant pu nous fournir de renseignements suffisants à cet égard, nous fîmes venir deux autres jeunes gens avec lesquels le malade avait passé l'après-midi. Ils nous déclarèrent, tout émus qu'ils étaient, qu'ils avaient fumé ensemble, lui pour la première fois, eux habitués déjà à fumer. Le malade obtint guérison en peu de temps.

Le tabac en poudre trouve sa place ici.

Les personnes qui prennent pour la première fois plusieurs pincées de tabac en peu de temps, éprouvent de vifs picotements dans les fosses nasales, de nombreux éternuements, une douleur de tête plus ou moins vive, quelques vertiges. C'est à ces troubles légers que se borne ordinairement l'action du tabac en poudre.

Il y a donc une différence sensible entre les effets des deux sortes de tabac.

Cela ne veut pas dire qu'on puisse abuser impunément du tabac à priser, mais seulement qu'il doit inspirer moins de crainte que son congénère.

On sait d'ailleurs que quelques individus se sont débarrassés d'une douleur de tête opiniâtre par le tabac en poudre ; que d'autres, par contre, ne peuvent en prendre la plus faible quantité sans éprouver du malaise.

Du reste, ces exceptions ne prouvent rien, soit pour, soit contre le tabac rapé.

Revenons au passif du tabac à fumer.

Outre les désordres qu'il fait naître dans le système nerveux, on observe des troubles dans plusieurs appareils.

Il augmente la secrétion salivaire et prive les aliments de ce liquide, si nécessaire à la mastication.

Les glandes de l'estomac secrètent beaucoup aussitôt que le bol alimentaire pénètre dans cet organe, très-peu dès qu'il ne contient plus d'aliments. Mais, sous l'influence d'un excitant aussi énergique que le tabac, la secrétion gastrique peut se faire avec abondance et sans interruption ; de là l'affaiblissement de l'estomac et de mauvaises digestions. C'est ce qu'on observe chez les grands fumeurs.

Le tabac à fumer occasionne aussi la gastralgie, des palpitations de cœur, l'appauvrissement du sang, la scrofule et même des tubercules de la poitrine.

On voit quelquefois se produire aussi un tremblement nerveux qui a beaucoup d'analogie avec celui qu'on remarque chez les personnes alcoolisées.

Au passif du tabac, il faut enregistrer encore plusieurs troubles sensoriaux : le goût s'émousse, l'odorat et la vue s'affaiblissent.

Le docteur Sichel, oculiste distingué, assurait que l'amaurose était plus souvent le résultat de la nicotine que de l'alcool ; et il ajoutait : « J'ai acquis la certitude que peu de personnes peuvent consommer plus de quinze à vingt grammes de tabac à fumer par jour sans que leur vue et leur mémoire s'affaiblissent.

Les facultés intellectuelles peuvent subir aussi l'influence fâcheuse du tabac. Les grands fumeurs ont ordinairement l'esprit paresseux ; ils éprouvent parfois de la difficulté à associer convenablement leurs idées.

Tissot, dans son *Traité des maladies des gens de lettres,* accusait aussi le tabac de nuire à l eur mémoire et à leur intelligence ; mais il n'a rien dit touchant l'usage et l'abus.

On peut poser cette question : le tabac détermine-t-il quelquefois l'aliénation mentale ?

Plusieurs médecins ont répondu affirmativement en s'appuyant sur le nombre des cas de folie qui a beaucoup augmenté depuis qu'on abuse du tabac. Mais ont-ils tenu suffisamment compte d'une autre cause bien plus puissante et plus facile à apprécier, l'alcoolisme ? Il est vrai que beaucoup d'individus abusent tout à la fois du tabac et des boissons spiritueuses.

Pour bien observer les effets du tabac, il faut faire entrer en ligne de compte : l'âge, le tempérament, la constitution des individus, la quantité de la plante.

Jusqu'à l'âge de vingt-et-un ans chez les uns, de vingt-deux, vingt-quatre et même vingt-cinq chez les autres, l'organisme se développe et se fortifie. Fumer avant cette période de la vie, c'est commettre une grande faute et s'exposer à d'amers regrets.

Les névroses, les troubles gastriques, l'appauvrissement du sang, la scrofule, les tubercules, toutes maladies que nous citions un peu plus haut, naissent d'autant plus facilement qu'on est moins avancé en âge. Cependant, combien de jeunes gens, d'enfants même de douze, de dix ans, fument aujourd'hui. Souvent ils se promènent dans les rues, à la ville comme au village, paraissant tout fiers de tenir entre leurs lèvres une pipe ou un cigare. Et qu'on ne croie pas qu'il y ait de l'exagération dans ces paroles. C'est une remarque que nous sommes à même de faire tous les jours et que bien d'autres personnes font aussi.

Les imprudents, ils ne savent guère ce qu'ils font ! Malheur aux jeunes gens, malheur surtout aux enfants qui s'habituent à fumer !

Jeunes élèves, tenez-vous pour bien avertis, et sachez profiter des bons conseils que l'hygiène vous offre.

Les personnes d'un tempérament très-nerveux, très-irritables, sujettes par conséquent, aux maladies nerveuses de formes différentes, doivent s'abstenir du tabac.

Il est nuisible aussi à celles qui ont une faible constitution.

Ces réserves faites, et elles sont nombreuses, le tabac est-il contraire à la santé ? Les individus âgés de vingt-cinq ans au moins, qui ont une bonne constitution, un bon tempérament et une bonne santé, qui règlent bien le nombre de pipes et de cigares chaque jour, qui ont soin de renouveler l'air de l'appartement où ils fument, ou mieux encore qui fument à l'air, peuvent user du tabac sans crainte. Affirmer le contraire, c'est s'inscrire contre les remarques que l'on fait partout, c'est-à-dire contre l'évidence. Effectivement, nombre de personnes ont l'habitude du tabac qui, cependant, conservent une très-bonne santé. Si parmi celles qui abusent de cette plante, quelques-unes le font impunément, c'est une rare exception sur laquelle il ne faut nullement compter ; elle ne peut inspirer qu'une confiance trompeuse.

LES SENS

La sensibilité dont sont doués les organes des sens permet à l'homme, comme les mouvements, de se mettre en rapport avec les objets qui l'entourent.

L'homme possède cinq sens : la vue, l'ouïe, l'odorat, le goût et le toucher.

LA VUE

Les principales parties de l'œil servent à la transmission et à la perception de la lumière ; ce sont :

1º En avant, la cornée qui est transparente et présente à peu près la forme d'un verre de montre ;

2° Au milieu, le cristallin, espèce de lentille transparente, qui change la direction de la lumière et la transmet au nerf optique ;

3° La rétine, qui est une expansion de ce nerf. Elle tapisse le fond de l'œil et est douée de la propriété spéciale qu'on appelle la vision.

L'intégrité de ces différentes parties est absolument nécessaire pour que la vision s'opère d'une manière normale.

Lorsque la cornée se couvre de taches, la vue est plus ou moins troublée.

Le cristallin perd quelquefois sa transparence, ce qui constitue la cataracte ; il ne transmet plus les rayons lumineux à la rétine.

Si la rétine est frappée de paralysie (amaurose), la vision est perdue.

Nous allons citer maintenant plusieurs causes des maladies des yeux.

Une lumière trop vive blesse la vue, une lumière insuffisante la fatigue.

Un éclair très-vif peut priver de la vue en un seul instant. C'est pourquoi il ne faut pas fixer ses regards sur un nuage trop chargé d'électricité.

Si l'on regarde le soleil quelques instants on éprouve un éblouissement assez fort.

La lumière, fortement et longtemps réfléchie par des terrains calcaires, aux pôles par la neige, en Égypte par d'immenses plaines de sable blanc et fin, détermine souvent une inflammation des yeux, quelquefois une cataracte ou une amaurose.

Lors de l'expédition d'Égypte, en 1798 et 1799,

l'armée française eut beaucoup à souffrir de l'éclat du sable ; nombre de militaires furent atteints d'ophthalmies très-violentes.

Toutes les fois que la lumière est trop forte, soit directement, soit indirectement, il est bon de mettre entre elles et les yeux un tissu léger ou des lunettes bleues.

La lumière atificielle, trop forte ou trop faible, nuit souvent à la vue.

La chandelle, la bougie, l'huile végétale, le schiste, le pétrole et le gaz hydrogène fournissent, la chandelle une lumière trop faible, la bougie une clarté un peu plus forte, l'huile une lumière douce et suffisante, le schiste et le pétrole une belle lumière blanche, le gaz une lumière un peu jaune.

Quelle que soit la substance qui serve à l'éclairage, la chandelle exceptée, moyennant de bons réflecteurs et une distance convenable, on obtient sans difficulté une lumière ni excessive ni trop faible. La lumière vacillante fatigue la vue. Ce qui la fatigue aussi et devient assez souvent une cause de myopie, c'est l'habitude de lire des ouvrages imprimés en petits caractères.

Il ne faut jamais exercer les yeux assez longtemps pour qu'ils éprouvent de la fatigue ou de la douleur.

Les personnes qui se livrent beaucoup à l'étude sont exposées de bonne heure à l'affaiblissement de la vision. Elles doivent avoir soin d'interrompre à temps leur travail et de faire quelques exercices, exercices d'autant plus utiles qu'ils procurent en même temps quelque repos à leurs facultés intellectuelles, qui n'en ont pas moins besoin que leurs yeux.

De même que l'estomac, privé d'aliments pendant quelque temps, n'en peut recevoir d'abord qu'une faible quantité d'une digestion facile ; de même la vue, privée de la lumière pendant plusieurs jours, ne peut plus en subir le contact immédiat sans qu'une inflammation plus ou moins forte des yeux se manifeste.

Malheureusement, de temps à autre, des ouvriers se trouvent ensevelis dans des marnières, etc., par des éboulements de terrain et restent plongés dans une obscurité profonde. Si l'on est assez heureux pour les arracher à la mort, il est indispensable de poser un bandeau sur leurs yeux, de ne l'enlever qu'après les avoir mis dans une chambre très-peu éclairée, et de n'y laisser pénétrer plus de clarté que peu à peu.

L'OUÏE

L'ouïe, comme la vue, est un sens de premier ordre. C'est par lui que les sons et la parole éveillent notre attention sur un grand nombre d'objets et contribuent au développement de nos facultés intellectuelles.

Supposez qu'un enfant de six à sept ans devienne sourd, il restera inférieur sous le rapport intellectuel à un autre enfant qui entend bien. Il est à plaindre assurément. Plus malheureux est un enfant qui naît sourd ; il est condamné à un mutisme perpétuel. Qui n'a jamais entendu parlé est privé du don de la parole.

Cependant, on parvient par une éducation particulière des autres sens, à provoquer de la part des sourds-muets des manifestations très-sensibles de l'intelligence. Vous avez probablement entendu parler de l'établissement de bienfaisance, où ces pauvres enfants sont soumis à de nombreux et patients exercices, qui développent assez leurs facultés intellectuelles pour qu'il leur devienne facile de concevoir et d'émettre un grand nombre d'idées. Leur langage, ce sont des signes à l'aide desquels ils établissent entre eux une conversation suivie.

Cette belle et admirable institution est l'œuvre d'un des bienfaiteurs de l'humanité, l'abbé de l'Epée, qui, du reste, a de dignes continuateurs.

Nous allons citer plusieurs parties de l'appareil de l'audition :

1º Le conduit externe à l'extrémité duquel existe une membrane qu'on nomme le tympan. (Elle ressemble en petit à la peau d'un tambour) ;

2º Le nerf auditif ;

3º La caisse du tympan qui est remplie d'air ;

4º Le conduit interne qui commence au fond de la gorge et se termine à la membrane du tympan ; de sorte que cette membrane est en contact avec l'air par les deux conduits. Elle vibre et communique l'onde sonore au nerf auditif qui préside à l'audition, comme le nerf optique préside à la vision.

Quelquefois les enfants introduisent dans le conduit externe des corps étrangers : du liége, des pois, des petits cailloux, des morceaux de bois.

L'extraction en est parfois bien difficile et très-douloureuse. De la présence de ces différents corps peuvent naître une inflammation et un catharre qui affaiblissent l'ouïe.

On doit avoir soin de bien nettoyer ses oreilles. Il n'est pas sans exemple que le cerumen (liquide du conduit externe) se soit accumulé et ait pris la consistance d'une petite pierre qui forme bouchon et empêche l'air d'arriver jusqu'à la membrane. Il faut quelquefois un peu de temps pour en débarrasser l'oreille.

Un bruit violent et répété, le bruit du canon, par exemple, ébranle fortement la membrane du tympan et en émousse la sensibilité. Les artilleurs sont très-exposés à la surdité. La membrane pourrait même être déchirée s'ils n'avaient soin d'ouvrir la bouche à chaque détonation.

Si une inflammation de la gorge se produit fréquemment, le conduit interne peut se trouver fermé et devenir un obstacle à l'arrivée de l'air.

Les enfants scrofuleux sont très-sujets aux écoulements de l'oreille. Ils doivent réclamer de bonne heure les soins d'un médecin.

Lorsque l'oreille devient paresseuse, il faut se garder de faire des efforts pour saisir des sons faibles ; ils ne pourraient qu'ajouter à cette infirmité.

LE GOÛT

La perte du goût offre des inconvénients assez graves. On ne trouve plus de saveur aux aliments, on mange avec moins de plaisir ; conséquemment l'appétit diminue.

Plusieurs professions exigent l'intégrité de ce sens. Il permet aux personnes qui font le commerce des vins, d'apprécier la qualité, le cru et le bouquet de chaque espèce de vin.

Le goût se trouve émoussé par l'abus des épices, du tabac, des substances âcres et par les boissons spiritueuses.

L'ODORAT

La privation de l'odorat empêche d'apprécier certaines propriétés physiques des corps qu'on a cependant besoin de connaître.

Le danger qui naît de la respiration de gaz, tels que l'acide hydrosulfurique, le carbonate d'ammoniaque, etc., ne peut pas être évité si l'on n'est pas suffisamment averti par l'odorat.

Respirer des fleurs odorantes pendant la nuit dans une chambre peut occasionner des accidents assez graves.

LE TOUCHER

Le toucher est d'une grande utilité dans l'exercice de plusieurs professions.

C'est un sens qu'on parvient à perfectionner d'une manière extraordinaire. Il y a des aveugles qui lisent avec leurs doigts et qui distinguent facilement les cartes les unes des autres.

Les travaux manuels rendent l'épiderme dur et épais, et privent de la délicatesse du toucher.

VEILLE ET SOMMEIL

La vie se partage entre l'état de veille et de sommeil.

Peut-on assigner une limite rigoureuse à ce partage? Il est difficile de poser une règle absolue à cet égard. Tout ce que l'on peut dire, c'est que le sommeil doit varier dans sa durée suivant l'âge des individus et la nature de leurs travaux. L'enfant au berceau dort presque continuellement, et il s'éveille souvent, c'est pour exprimer par des cris le besoin des aliments. Ce besoin satisfait, il s'endort. Plus tard, lorsqu'il exerce ses membres et son corps, dix à douze heures lui suffisent bien. A huit ou dix ans, il ne doit pas dormir plus de neuf à dix heures. Un sommeil de sept à huit heures répare suffisamment les forces de l'adulte.

On conçoit aisément que les personnes qui consacrent une grande partie de la journée au travail corporel ou au travail intellectuel aient besoin de plus de repos que celles qui font peu de chose ou rien du tout. Néanmoins, on peut dire d'une manière générale que seize heures de veille et huit heures de repos représentent les deux limites extrêmes.

Insuffisant, le sommeil ne laisse ni au corps, ni à l'esprit le temps nécessaire à la conservation de la santé; trop prolongé, il affaiblit tout le système musculaire, rend l'organisme languissant et l'esprit paresseux.

De la bonne distribution de la veille et du sommeil, d'ailleurs, résulte ordinairement une autre habitude bien favorable aussi à la santé, c'est la régularité des repas.

Se lever de bonne heure offre encore un autre avantage, on peut respirer l'air pur et bienfaisant du matin. L'habitude de se lever tard a presque toujours pour cause la paresse, la paresse qui est si funeste à l'homme physiquement et moralement. Se coucher tard ordinairement, c'est manquer aussi aux règles de l'hygiène. Mais ce qui est funeste et déplorable en même temps, c'est de faire de la nuit le jour et du jour la nuit pour satisfaire des goûts de plaisir.

Nous ne voulons pas terminer cette conférence sans vous parler d'un bien respectable vieillard de quatre-vingts ans que nous avons vu dernièrement pour la première fois. Il marche facilement; sa physionomie conserve de la régularité; son regard est encore vif; ses idées ont une grande netteté; sa santé paraît très-bonne. Nous lui demandâmes à quel concours de circonstances heureuses il était redevable de tels avantages : « C'est bien simple, nous répondit-il, à l'âge de quinze ans, j'ai eu le bonheur de connaître un médecin, ami de mon père. Il m'a donné de bons conseils que j'ai su mettre en pratique.. Je me suis presque toujours levé à cinq ou six heures du matin, couché à huit ou neuf heures du soir, selon les saisons ; j'ai fait mes repas régulièrement et avec sobriété ; quoique je possède de la fortune, je n'ai jamais laissé inactifs mon corps ni mon esprit ; » et puis il ajouta en souriant : « Vous voyez que je suis un peu médecin. »

Jeunes élèves, imitez ce sage et vénérable vieillard, et vous vous en applaudirez toute votre vie.

LE TRAVAIL.

Le travail manuel est très-favorable à la santé. En imprimant des mouvements divers, multipliés, plus ou moins énergiques à tout le corps, il provoque l'appétit, facilite la digestion, la circulation et la respiration ; et, par suite, deux autres phénomènes importants, l'assimilation des substances alimentaires à tous nos organes et l'élimination de tout ce qui doit s'échapper de l'économie, s'accomplissent d'une manière normale ; c'est-à-dire que le travail contribue puissamment au maintient de l'équilibre qui caractérise la bonne santé.

Toutefois, il doit être proportionné au degré de forces dont chaque individu est doué. Celui qui dépense trop de forces s'affaiblit et contracte une prédisposition à l'altération du sang et à des maladies graves. Un individu qui n'en dépense pas assez prend ordinairement un embonpoint qui, au lieu de lui être favorable, devient une cause de gêne continuelle et d'infirmités.

Le genre de travail auquel on se livre habituellement exerce une action très-sensible sur les muscles. Les charpentiers, les forgerons, les hommes de peine ont, en général, de bons muscles et sont robustes.

D'autres professions, sans exiger des contractions musculaires très-énergiques, contribuent cependant à la conservation de la santé, telles sont : l'ébénisterie, la menuiserie, etc.

Toutefois les travaux des champs sont préférables aux autres. Ils réunissent tous les avantages : air pur et sain, nourriture simple et frugale, exercices convenables, régularité des repas et du sommeil. En général, les habitants de la campagne sont plus robustes et mieux portants que ceux des grandes villes, surtout des grands centres industriels. C'est ce que constatent tous les ans les conseils de révision.

La station assise à laquelle sont soumis continuellement les tailleurs, les horlogers, les bijoutiers, etc., présente des inconvénients, que l'on amoindrit beaucoup en faisant quelques exercices, principalement après chaque repas.

Certains jeux, tels que le tonneau, les quilles, la boule, le bouchon, la paume, fournissent un excellent moyen gymnastique, qui communique au corps des mouvements assez variés et assez nombreux pour être très-utiles.

Malheureusement, tous ces jeux, qui causaient de

la joie et étaient en usage presque partout autrefois, sont bien oubliés aujourd'hui. On leur préfère des plaisirs nuisibles : nuisibles, parce qu'ils condamnent le corps presque à l'immobilité ; nuisibles, parce qu'ils consistent souvent dans l'abus des boissons alcooliques ; nuisibles enfin, parce qu'on passe de longues heures au milieu d'une atmosphère corrompue.

Il serait bien à désirer que tous les avantages que présentent les uns ; que tous les inconvénients, les dangers même qui naissent des autres , fussent plus connus et mieux appréciés.

Il n'y a pas que le travail nanuel qui soit utile à la santé ; le travail intellectuel lui est propice aussi. Heureux qui peut développer simultanément dans une juste proportion son corps et son esprit ! C'est le plus haut degré de perfection que la santé puisse atteindre ; mais il n'en est pas ainsi ordinairement.

Les hommes de lettres, les savants, les magistrats, les avocats, les bureaucrates, etc., se livrent presque exclusivement aux travaux intellectuels. Chez eux la digestion, la respiration et la circulation ne se font pas aussi facilement que chez les personnes qui travaillent manuellement. Leur système nerveux devient prédominant ; ce qui les expose à beaucoup de maladies nerveuses graves. La vie sédentaire d'ailleurs, surtout si l'on prend une nourriture abondante et substantielle, occasionne fréquemment la goutte et la gravelle.

Ces simples remarques indiquent la nécessité

d'interrompre suffisamment le travail de l'esprit et de faire chaque jour différents exercices : des promenades, du jardinage, etc. Le jardinage est sans contredit un des meilleurs exercices gymnastiques.

A ces conditions le travail intellectuel, loin d'être nuisible à la santé, lui est propice, puisque ni le corps ni l'esprit ne restent inactifs. Si l'on n'obtient pas un équilibre complet, ce qui est assez difficile, toujours est-il qu'on fait une très-bonne chose.

Jeunes élèves, nous ne voulons pas vous parler du travail sans vous dire un mot de l'économie, qui, jointe à un travail persévérant, procure de l'aisance.

Or, l'aisance permet d'obtenir bien des choses absolument nécessaires. Dans notre pensée, travail et économie ne sont pas deux points différents de la question que nous traitons.

Les dépenses inutiles, frivoles, excessives, ont des conséquences très-regrettables. La gêne, les privations, la misère, et avec elles les maladies, envahissent le foyer domestique ; tandis que travail et économie signifient : aisance, estime et santé.

Malheureusement, l'économie fait défaut aujourd'hui à un grand nombre d'ouvriers. Ils dépensent fort mal à propos une partie de leur salaire.

Il y a cinquante ou soixante ans les plus petites pièces de monnaie avaient du prix aux yeux des enfants. Ils les amassaient une à une avec un soin religieux et destinaient leur petit pécule à des objets utiles, à quelques vêtements, par exemple, qu'ils achetaient avec une grande joie.... Alors les enfants de dix à douze ans, et même les jeunes gens, ne fumaient pas.

Moralement le travail est très-utile aussi. Il contribue au bonheur, et le bonheur lui-même participe à la conservation de la santé. En effet, le travail maintient le calme de l'esprit, protège l'homme contre ses mauvais penchants et lui épargne bien des fautes et bien des regrets. D'ailleurs, le travail est une loi providentielle à laquelle nul ne se soustrait impunément.

Après avoir exposé le bien qui résulte du travail corporel et intellectuel dirigé avec discernement et prudence, nous regardons comme un devoir, mes enfants, de signaler à votre attention les dangers de l'oisiveté.

Autant le travail est avantageux, autant l'oisiveté est préjudiciable à la santé.

Physiquement, elle jette le trouble dans l'organisme et devient une source féconde de maladies.

Il s'écoule ordinairement peu d'années avant que la mort frappe des individus qui auraient pu parcourir une longue carrière s'ils avaient été laborieux.

Moralement, l'oisiveté a souvent des suites bien fâcheuses. Elle affaiblit les meilleurs sentiments, développe les mauvaises inclinations, cause un ennui mortel, et devient quelquefois la cause d'actes très-répréhensibles.

On demandait un jour à un individu qui avait toujours aimé le travail, de quoi était mort son frère. « De ne rien faire, répondit-il ; c'est bien assez pour tuer qui que ce soit. »

Un grand seigneur se plaignait à un de ses fermiers d'éprouver un ennui mortel. Le bon paysan lui dit avec autant de bon sens que de vérité : « Monseigneur, c'est qu'il est trop souvent dimanche pour vous. »

Un des plus célèbres chirurgiens de Londres, qui, grâce à beaucoup de talent et une grande humanité, avait obtenu fortune, considération, honneurs, voulut terminer sa carrière en se livrant à un doux repos dans un magnifique domaine qu'il avait acheté à la campagne. Trompeuse illusion ! A peine quelques mois s'étaient-ils écoulés que l'ennui, le dégoût de la vie, le spleen en un mot, lui rendirent insupportable sa nouvelle manière de vivre. Il revint à Londres, reprit l'exercice de sa profession et se trouva heureux.

Un individu de trente-cinq ans, né de parents riches, au lieu de profiter de tous les avantages que la fortune offre à qui veut obtenir par le travail l'estime et le bonheur, s'abandonna mollement à l'oisiveté, subissant tous les entrainements auxquels elle expose. La satiété et l'ennui le plongèrent dans une mélancolie profonde, qui inspira des craintes sérieuses pour ses jours. Son médecin, dans l'espoir que des voyages lui seraient utiles, lui conseilla de visiter la Suisse et l'Italie. Le malade n'en fit rien.....; peu de temps après, il se suicida.

LA VACCINE.

La variole ou petite vérole semble avoir existé de temps immémorial en Chine et dans les Indes.

Les Sarrazins la répandirent partout où ils portèrent leurs armes, en Espague, à Naples, en Sicile. Elle envahit promptement toute l'Europe.

Les Croisades contribuèrent à la propager.

Les épidémies de petite vérole étaient très-fréquentes, décimaient les populations et jetaient une terreur profonde dans les esprits.

Les médecins cherchèrent à prévenir l'extrème gravité de cette maladie en l'inoculant.

Voici ce qu'ils faisaient :

Lorsqu'une épidémie était bénigne, dans l'espoir qu'en la communiquant à des individus sains elle conserverait le même caractère, ils recueillaient un peu de virus variolique et l'introduisaient sous l'épiderme. Malheureusement on ne limite pas à volonté l'action des virus. Si un certain nombre de personnes étaient légèrement atteintes de la variole, d'autres la subissaient d'une manière très-grave.

Telle quelle cependant cette méthode fut longtemps utile; la petite vérole fit moins de victimes.

A la fin du siècle dernier, Jenner, médecin anglais, découvrit la vaccine.

D'abord deux autres médecins, anglais aussi, Fewster et Shatton, ayant recours habituellement à l'inoculation, virent avec une grande surprise qu'elle n'amenait aucune pustule (bouton) chez plusieurs individus. Ils en recherchèrent la cause et apprirent qu'ils avaient contracté précédemment des boutons en trayant des vaches.

Ils communiquèrent leurs observations à la Société de médecine de Londres, mais personne ne songea à en profiter.

Jenner avait été témoin des mêmes faits en inoculant la petite vérole. Lui seul sut en tirer des conséquences pratiques de la plus grande utilité. Il eut l'heureuse pensée de recueillir un peu de liquide sur le pis de vaches atteintes du cowpox et de l'inoculer à l'homme. Ses essais furent couronnés d'un succès complet. La vaccine était découverte.

Fort des résultats qu'il avait obtenus, il les publia en 1798. La vaccine se répandit avec rapidité.

Cependant, quelques esprits chagrins et peu judicieux, jaloux peut-être, attaquèrent violemment la précieuse découverte de Jenner. Le temps a fait justice de ces injustes attaques; la vérité a triomphé : le nom de ce célèbre médecin est prononcé partout avec respect et reconnaissance.

La vaccine ne met pas pour toujours à l'abri de la petite vérole. C'est pourquoi les revaccinations sont nécessaires, particulièrement en temps d'épidémie.

Plus que jamais on favorise, avec raison, la propagation de la vaccine. L'administration supérieure, les comités de vaccine et les médecins vaccinateurs unissent leurs efforts pour en étendre les bienfaits.

S'il nous était permis de citer le département de la Seine-Inférieure, nous dirions que le service vaccinal, dont Messieurs les Préfets se sont toujours occupés avec un zèle et un dévouement dignes d'éloges, vient d'y recevoir un grand développement.

Les familles s'empresseront, nous n'en doutons pas, de répondre à cet utile et bienveillant appel.

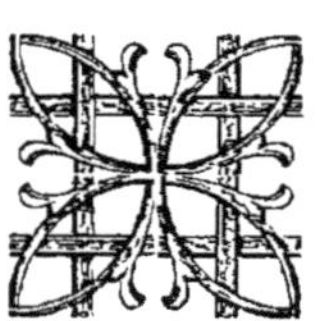

TABLE.

———

—

PAUL LEPRÊTRE ET C°, IMPRIMEURS A DIEPPE.

www.ingramcontent.com/pod-product-compliance
Ingram Content Group UK Ltd.
Pitfield, Milton Keynes, MK11 3LW, UK
UKHW020942140726
13695UKWH00003B/1150